Muhammad Fidel Ganis Siregar

El papel de la testosterona en la menopausia

Muhammad Fidel Ganis Siregar

El papel de la testosterona en la menopausia

Gestión general y tratamiento de la disfunción sexual

ScienciaScripts

Imprint

Any brand names and product names mentioned in this book are subject to trademark, brand or patent protection and are trademarks or registered trademarks of their respective holders. The use of brand names, product names, common names, trade names, product descriptions etc. even without a particular marking in this work is in no way to be construed to mean that such names may be regarded as unrestricted in respect of trademark and brand protection legislation and could thus be used by anyone.

Cover image: www.ingimage.com

This book is a translation from the original published under ISBN 978-3-659-82953-6.

Publisher:
Sciencia Scripts
is a trademark of
Dodo Books Indian Ocean Ltd. and OmniScriptum S.R.L publishing group

120 High Road, East Finchley, London, N2 9ED, United Kingdom
Str. Armeneasca 28/1, office 1, Chisinau MD-2012, Republic of Moldova, Europe
Printed at: see last page
ISBN: 978-620-8-17752-2

Tabla de contenidos:

ACUSE DE RECIBO

Agradecimientos especiales a: Marah Ganti Siregar MD, Profesor Titular de Anatomía Patológica, como padre y maestro, así como fundador pionero de la Facultad de Medicina Universitas Sumatera Utara, que me guió durante la vida del escritor desde la infancia hasta el presente. Profesor Delfi Lutan MD MSc como profesor, investigador, Consultor en Endocrinología Reproductiva y Medicina de la Fertilidad, y actualmente como jefe del departamento de obstetricia y ginecología Facultad de Medicina Universitas Sumatera Utara, que ha hecho mucho para que el autor se convirtiera en ginecólogo, consultor en Endocrinología Reproductiva y Medicina de la Fertilidad, y hasta obtener el Doctorado en Medicina, y también enseñó al autor a convertirse en un líder. También a Yufi Permana Marsal, MD, Lydia Irtifany Lubis, MD, Iman Syahputra MD, Cherry Kumalasari, MD que han ayudado a terminar este escrito.

RESUMEN

La menopausia es una fase normal y natural que se produce en todas las mujeres. Durante el periodo de transición de la edad reproductiva a la menopausia, las mujeres experimentan muchos cambios físicos. Aunque muchas mujeres atraviesan la menopausia sin ningún síntoma, o con menos alteraciones en su vida cotidiana, algunas experimentan síntomas importantes hasta el punto de perturbar su calidad de vida. Los principales síntomas son cambios en los ciclos menstruales, sofocos, trastornos del sueño, sudores nocturnos, sequedad vaginal y reducción del deseo sexual. La edad de la menopausia se sitúa aproximadamente entre los 45 y los 55 años. Algunos de los inconvenientes de la menopausia son la disminución de la libido, el cansancio y la reducción de la actividad sexual, causados por la disminución del nivel de testosterona, que empieza a reducirse a partir de los 20 años. Debido al proceso de envejecimiento que es seguido por la reducción de las hormonas sexuales esteroides en la circulación (estrógeno, progesterona, testosterona), muchas investigaciones tienen una hipótesis de que la reducción de las hormonas ayuda a la degeneración y la patología relacionada con la edad. Cuando las mujeres alcanzan la edad de 45 años, el nivel de testosterona se reduce en un 50%. Algunas investigaciones concluyen que la eficacia del tratamiento con testosterona, utiliza el parámetro del estado de ánimo, la vitalidad y los cambios positivos se informó en las mujeres posmenopáusicas que utiliza la testosterona.

Palabra clave : Menopausia, Disfunción Sexual, Testosterona.

Capítulo 1
INTRODUCCIÓN

La menopausia es una fase normal y natural que les ocurre a las mujeres. El ovario deja de producir progesivamente estrógenos dan otras hormonas. La menopausia indica el final permanente del estado fértil. Durante el periodo de transición de la edad reproductiva a la menopausia, las mujeres experimentan muchos cambios físicos. La mayoría de los cambios son consecuencias naturales debidas tanto al envejecimiento como a la propia menopausia. Aunque todas las mujeres pasan por la menopausia, cada una de ellas lo hace a su manera.[1]

La mayoría de las mujeres experimentan la menopausia sin ningún síntoma, y sólo con ligeras alteraciones en su vida cotidiana. Sin embargo, hay muchas mujeres que presentan síntomas graves que influyen enormemente en su vida cotidiana. Durante la menopausia se producen muchos cambios físicos, causados tanto por la menopausia como por el envejecimiento. Algunos de ellos son cambios en el ciclo menstrual, sofocos, trastornos del sueño, sudoración nocturna, sequedad vaginal y reducción de la función sexual.[1]

Las mujeres suelen sufrir la menopausia entre los 45 y los 55 años. Algunos de los principales inconvenientes de la menopausia son la disminución de la libido, el cansancio y la reducción de la actividad sexual, causados por la disminución de la testosterona desde los 20 años.[2,3]

La hormona esteroide sexual desempeña un papel muy importante en el mantenimiento de la función reproductora y no reproductora. Debido al proceso de envejecimiento seguido por la reducción de la hormona esteroide sexual, muchas investigaciones tienen una hipótesis de que la reducción de estas hormonas ayuda a la degeneración y la patología relacionada con la edad. A la edad de 45 años, la testoterona se reduce alrededor del 50%.[3,4,5]

El papel de la testosterona andrógeno ya se entiende : es importante hacia la excitación sexual, la vibración y la recepción de estimulante sexual.[2,5]

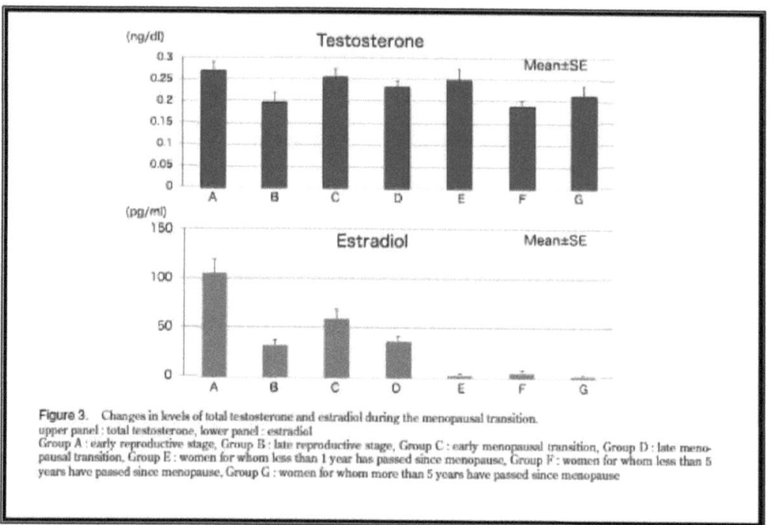

Figure 3. Changes in levels of total testosterone and estradiol during the menopausal transition.
upper panel : total testosterone, lower panel : estradiol
Group A : early reproductive stage, Group B : late reproductive stage, Group C : early menopausal transition, Group D : late menopausal transition, Group E : women for whom less than 1 year has passed since menopause, Group F : women for whom less than 5 years have passed since menopause, Group G : women for whom more than 5 years have passed since menopause

Figura 1. Cambios en los niveles de testosterona total y estradiol durante el período de transición a la menopausia[6]

Unas pocas investigaciones concluyen que la efectividad del tratamiento con testosterona utilizando el parámetro del estado de ánimo, la vitalidad dan cambios positivos se informó en las mujeres posmenopáusicas que utilizan testosterona.[3]

Capítulo 2
MENOPAUSIA

2.1. Definición

Según la OMS, la menopausia es el cese para siempre del ciclo menstrual en las mujeres que antes tenían la regla mensualmente, causado por el aumento del número de folículos que sufren atresia hasta que ya no queda ningún folículo, y durante los últimos 12 meses experimentan amenorrea que no ha sido provocada por causas patológicas. En la actualidad, las mujeres indonesias experimentan la menopausia aproximadamente a los 50 años. No obstante, algunas la experimentan a una edad más temprana o más tardía. El momento de la menopausia depende de la herencia, el estado general de salud y el estilo de vida.[7-10]

2.2. Fisiología de la menopausia

La causa del cese de la menstruación se debe a que los ovarios dejan de producir y liberar las hormonas estrógeno y progesterona. *El Webster's Ninth New Collegiate Dictionary* define la menopausia como un periodo de cese de la menstruación que se produce de forma natural entre los 45 y los 50 años. La menopausia es la última hemorragia del útero, que sigue estando influenciada por las hormonas del cerebro y del óvulo.[7]

La menopausia se produce porque la producción del óvulo deja de funcionar y suele ocurrir entre los 45 y los 50 años. El diagnóstico se realiza después de que haya habido amenorrea (ausencia de menstruación) al menos durante 1 año. *Shimp & Smith* definen la menopausia como el cese del periodo menstrual, pero no se considera que una mujer esté en estado de postmenopausia hasta que tenga amenorrea al menos durante el último 1 año. Este cese puede ir precedido de un ciclo menstrual más largo con menos sangrado. Normalmente, el límite inferior de la edad de la menopausia es de 44 años.

años. La cirugía o la radiación pueden provocar una menopausia con más dolencias que la natural.[7]

La última fase tras la finalización del periodo reproductivo se denomina climaterio, un periodo transitorio en el que la mujer pasa del periodo reproductivo al no reproductivo. Este periodo dura entre 5 y 10 años o entre 5 años antes de la menopausia y 5 años después. El climaterio consta de tres fases: premenopausia, perimenopausia y posmenopausia. La premenopausia es el periodo anterior a la perimenopausia. Este periodo se produce desde que la función reproductora va disminuyendo hasta que aparecen las molestias o los síntomas de la menopausia. La perimenopausia es el periodo en el que las molestias alcanzan su punto álgido. Ocurre 1-2 años antes y 1-2 años después de la menopausia. La posmenopausia es el periodo posterior a la perimenopausia hasta el periodo senil. En general, la fase del climaterio se denomina menopausia.[7]

La producción de hormonas femeninas (estrógenos) disminuye, por lo que la menstruación se vuelve irregular y finalmente se interrumpe. Después de los 40 años, la mujer entra en la fase de climaterio, que deriva de la palabra *climacter* que significa años de transición. El climaterio o edad estable, se produce desde el periodo premenopáusico (aproximadamente a los 40 años) cuando la función de los ovarios disminuye gradualmente y finaliza aproximadamente a los 55 años. Aproximadamente a los 49 años se produce la menopausia (ausencia de menstruación).[7,8]

La menopausia es una fase de la vida normal de la mujer. En el periodo menopáusico cesa la capacidad reproductora de la mujer. Los ovarios dejan de funcionar, la producción de hormonas esteroideas y péptidos desaparece gradualmente y se producen una serie de cambios fisiológicos. La mayoría están causados por el cese de la función ovárica y los restos por el proceso de envejecimiento. Muchas mujeres experimentan síntomas y molestias como resultado de los cambios antes mencionados. Estos síntomas y molestias suelen desaparecer gradualmente. Aunque no pueden llevar a la muerte.

provocan una sensación tan incómoda y a veces causan algunas interferencias en el trabajo diario.[7]

Desde que nace, una niña tiene unos 770.000 óvulos sin desarrollar. En la fase de la pubertad, a la edad de 8-12 años, comienza a mostrarse la ligera actividad de la función endocrina reproductora. A la edad de 12-13 años, generalmente la mujer tendrá *la menarquia* (la primera menstruación), conocida como pubertad. En ese momento, los órganos reproductores femeninos empiezan a funcionar de forma óptima. Los ovarios empiezan a liberar óvulos listos para ser fecundados, lo que se conoce como fase reproductiva o periodo fértil, que dura hasta los 45 años aproximadamente. Cuando los óvulos son fecundados en el periodo fértil, se produce el embarazo.[7]

La menopausia suele producirse a finales de los 40 o principios de los 50 años. Según la OMS, la menopausia es el cese permanente de la menstruación causado por la pérdida de actividad folicular ovárica en la que los folículos primodiales ováricos segregan estrógenos. Aunque los ovarios de *las eumenorreicas* contienen una media de 1.000 folículos, durante el periodo transitorio (la perimenopausia), el número de estos folículos se reduce unas 10 veces, y casi no se encuentran folículos en los ovarios posmenopáusicos. Se desconocen los mecanismos de la reducción folicular y de la menopausia.[7]

Tabla 1. Cuadro de la etapa reproductiva femenina[11]

Stage	-5	-4	-3b	-3a	-2	-1	+1a	+1b	+1c	+2
Terminology	REPRODUCTIVE				MENOPAUSAL TRANSITION		POSTMENOPAUSE			
	Early	Peak	Late		Early	Late	Early			Late
					Perimenopause					
Duration	variable				variable	1-3 years	2 years (1+1)	3-6 years	Remaining lifespan	
PRINCIPAL CRITERIA										
Menstrual Cycle	Variable to regular	Regular	Regular	Subtle changes in Flow/ Length	Variable Length Persistent ≥7-day difference in length of consecutive cycles	Interval of amenorrhea of >=60 days				
SUPPORTIVE CRITERIA										
Endocrine FSH			Low	Variable	↑ Variable	↑ >25 IU/L**	↑ Variable	Stabilizes		
AMH			Low	Low	Low	Low	Low	Very Low		
Inhibin B			Low	Low	Low	Low	Low	Very Low		
Antral Follicle Count			Low	Low	Low	Low	Very Low	Very Low		
DESCRIPTIVE CHARACTERISTICS										
Symptoms						Vasomotor symptoms Likely	Vasomotor symptoms Most Likely		Increasing symptoms of urogenital atrophy	

* Extracción de sangre en los días del ciclo 2-5 ↑ = elevado

El envejecimiento del sistema reproductor (envejecimiento ovárico) identificado en varias especies vertebradas conducirá al estado de menopausia. Además de la disminución del número de folículos, el proceso de envejecimiento también influye en el estado de menopausia, que se caracteriza por la disminución de la función del eje hipotalámico hipofisario-gonadal, lo que provoca irregularidades en el ciclo estral. En un ensayo con ratas, se observó la disminución de la función de los ovarios entre los 6 y los 18 meses de edad, caracterizada por niveles bajos de estrógenos. Esta disminución del sistema reproductivo se asoció a síntomas agudos de menopausia, como alteraciones vasomotoras que provocan sofocos y sudores nocturnos, sequedad vaginal, depresión y cambios de humor, así como a síntomas crónicos, como atrofia muscular y ósea progresiva asociada a un aumento de la susceptibilidad a la osteoporosis, elevación de los niveles de lípidos (obesidad) y una serie de enfermedades metabólicas, como dislipidemia, enfermedades cardiovasculares, hipertensión y resistencia a la insulina. Estos problemas plantean una pregunta: si la menopausia es consecuencia del proceso de envejecimiento o de una deficiencia endocrina, o incluso de ambos.[7,8]

2.3. Papel de la activina y la inhibina en la menopausia molecular

La frecuencia y la amplitud de la secreción pulsátil de GnRH afectan a la síntesis y secreción diferencial de FSH y LH, de forma que una frecuencia lenta favorece la síntesis de FSH y la elevación de la amplitud favorece la síntesis de LH. La activina se produce tanto en las gonadotropas hipofisarias como en las células foliculoestelares y estimula la síntesis y secreción de FSH. La inhibina funciona como un potente antagonista de la activina mediante la separación del receptor de activina. Aunque la inhibina se expresa en la hipófisis, la inhibina gonadal es una fuente importante de inhibición por retroalimentación de la FSH.[12]

Las inhibinas forman parte del complejo sistema hipotalámico-hipofisario-ovárico, que es un sistema de retroalimentación negativa de bucle cerrado. La secreción hipofisaria de gonadotropinas está regulada principalmente por inhibinas y esteroides ováricos.

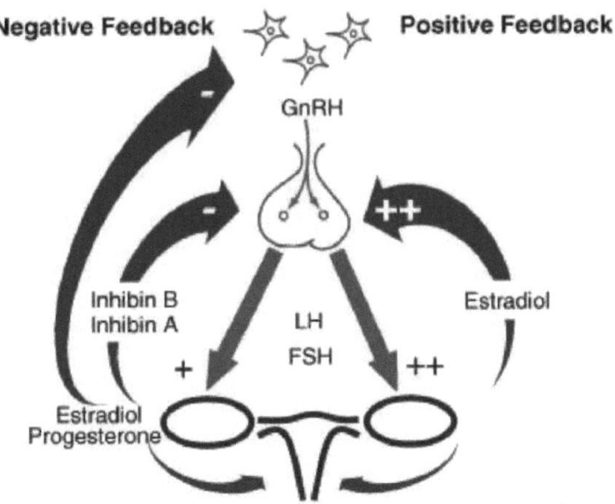

Figura 2. Mecanismo de retroalimentación negativa de la inhibina Mecanismo de retroalimentación negativa de la inhibina[12]

La inhibina B es un producto de las células de la granulosa de los folículos antrales, y sus niveles disminuirán en consonancia con la disminución del número de folículos concomitante al envejecimiento reproductivo. Se ha demostrado que la disminución de inhibina B al final de la edad reproductiva desencadena un aumento monotrópico de la FSH en la fase folicular. El aumento de FSH, a su vez, mantiene y a veces aumenta la producción de E2 de las células de la granulosa.[13]

La inhibina se aisló por primera vez del líquido folicular de la vaca. Las inhibinas de clonación humana tan pronto como después, no se detectaron en el suero de las mujeres posmenopáusicas y en el suero de las mujeres que se han sometido a una ooforectomía bilateral. La FSH estimula la producción de inhibina ovárica y, a continuación, muestra una estimulación dependiente de la dosis en la fase folicular del ciclo menstrual. Tanto la inhibina A como la inhibina B responden a la FSH exógena en la fase folicular del ciclo menstrual humano.[13]

El papel de la inhibina inmunorreactiva en el envejecimiento reproductivo se exploró inicialmente en la fase folicular temprana (días 4-7 del ciclo) y en la fase lútea media (312 días antes de la siguiente menstruación) utilizando como muestra suero de mujeres de entre 21 y 49 años. Se demostró que la inhibina inmunorreactiva folicular de la fase temprana era significativamente inferior en el grupo de edad de 45-49 años en comparación con los más jóvenes (128 U/L en el grupo de edad de 45-49 años en comparación con 239, 235 y 207 U/L en los grupos de edad de 20-29, 30-39 y 40-44 años). Los niveles medios de FSH fueron significativamente superiores en el grupo de mayor edad (13,0 UI/L, frente a 4,9; 5,5; y 5,3 UI/L en los otros tres grupos más jóvenes). Los niveles de E2 fueron similares en los grupos de edad de 45-49, 20-29 y 40-44 años, lo que apoyó el concepto de retroalimentación diferencial. Se demostró una correlación negativa significativa entre la inhibina sérica y la FSH (r%_0,45, P <0,05), y también hubo una correlación negativa significativa entre la inhibina y la edad. Con el aumento de la edad, los niveles de FSH mostraron una elevación lineal bifásica con un punto de inflexión estimado en torno a los 43 años. El resultado fue coherente con el papel de la inhibina, además de la E2, en la regulación de la FSH durante la fase folicular del ciclo menstrual en función del envejecimiento.[13]

El Melbourne Women's Midlife Health Project es el primer gran estudio longitudinal de las experiencias de transición de las mujeres desde el final de la edad reproductiva hasta la FMP. Las muestras de suero de la fase folicular temprana mostraron que la disminución de la inhibina en el ciclo temprano se produjo antes de que cambiara la E2, y mientras que la inhibina disminuyó al final de la edad reproductiva, la disminución de la E2 fue la más significativa en el grupo de transición menopáusica tardía (mujeres con amenorrea durante los últimos > 3 meses). Se observó una marcada variabilidad en la concentración de FSH, E2 e inhibina en todos los grupos. Incluyendo el último grupo de transición, la FSH se correlacionó negativamente con la E2 (r %0,30) y la inhibina (r%_0,39), mientras que la inhibina se correlacionó positivamente con la E2 (r % 0,45). Se concluyó que el aumento de FSH sérica y la disminución de E2 e inhibina eran los principales cambios endocrinos asociados a la transición a la menopausia.[13]

Poco después del desarrollo de pruebas específicas para la inhibina A y B dimérica, Klein et al demostraron que el aumento de los niveles de FSH monotrópica podía observarse en la ovulación de las mujeres de edad avanzada asociado a la disminución de la inhibina B en la fase folicular, pero no con la inhibina A. La medición de la inhibina B se realizó en muestras de suero del tercer año del Melbourne

Women's Midlife Health Project mostró un fuerte descenso del número de folículos y de la inhibina B en las mujeres que entraban en la transición menopáusica temprana, sin cambios en la E2 ni en la inhibina A. Welt et al también mostraron que en la fase folicular, los niveles de inhibina B eran más bajos y los de E2 más altos en las mujeres de más edad (35-46 años frente a <35 años). 0,59 datos del componente de investigación longitudinal mostraron que el envejecimiento reproductivo se acompañaba de una disminución tanto de la inhibina A como de la B, y que la disminución de la inhibina B iba precedida de cualquier disminución de la inhibina A o de la E2 e incluso podía estar asociada a un aumento de la E2. Sugirieron que la pérdida de la retroalimentación negativa de la inhibina B en la FSH era el factor más importante en el aumento de los niveles de FSH al adelantar la edad reproductiva.[13]

Muttikrishna et al estudiaron dos grupos de mujeres con ciclos regulares, uno con niveles normales de FSH (<8 UI / L, n=10) y otro con niveles elevados de FSH (> 8 UI / L, n= 6), y compararon los niveles hormonales séricos diarios tomados a lo largo del ciclo en un grupo de mujeres jóvenes de 25-32 años. El grupo de mayor edad con niveles elevados de FSH presentaba una menor concentración de inhibina B en la fase folicular temprana y una menor concentración de inhibina A antes de la mitad del ciclo de pico de LH y de la fase lútea media en comparación con las mujeres de mayor edad con niveles normales de FSH. Llegaron a la conclusión de que el aumento de FSH en la fase folicular temprana en las mujeres mayores se asociaba con una disminución de las concentraciones de inhibina B en la fase folicular temprana, y con concentraciones bajas de inhibina A en la fase lútea. La inhibina A es el producto del cuerpo lúteo y desempeña un papel en la inhibición de la secreción de gonadotropinas menores. No se ha aclarado su función en el eje hipotálamo-hipófisis-ovario.[13]

En un estudio reciente de 77 mujeres clasificadas en los estadios -4, -3, -2 y -1 del STRAW, se reveló que el ciclo ovulatorio de FSH, LH y E2 aumentaba con el desarrollo del STRAW y los niveles de progesterona disminuían en la fase lútea. Hay algunos ciclos anovulatorios, que son dos, cero, uno y nueve estadios -5 y -4 (n= 21), estadios -3 (n= 16), estadios -2 (n= 17) y estadios -1 (n= 23). Al incluir el ciclo anovulatorio en el análisis comparativo, se observó un aumento de los niveles de FSH y LH en el grupo, pero ya no se detectó el aumento de E2. En el ciclo precoz y en el ciclo medio (incluyendo la ovulación y la anovulación), los niveles de inhibina B disminuyeron progresivamente en el estadio STRAW, detectándose los niveles más bajos en los ciclos ovulatorios alargados y al final del periodo de transición menopáusica. Los niveles de inhibina A, seguidos de los niveles de E2, alcanzaron su máximo en el pico de E2 y aumentaron durante el ciclo ovulatorio en la fase STRAW.[13]

Este estudio demostró que la disminución de la inhibina B y no de la inhibina A era el principal factor que influía en la elevación de los niveles de FSH y LH concomitantemente con el aumento de la edad reproductiva.[13]

La perimenopausia se refiere a los años cercanos a la menopausia en los que la función de los ovarios comienza a cambiar. El número de óvulos disminuye y los ovarios se vuelven más resistentes a la acción de la hormona foliculoestimulante (FSH), los ovarios comienzan a reducir la producción de estrógenos, progesterona y andrógenos. La pérdida del mecanismo de retroalimentación negativa de estrógenos de los ovarios provoca el aumento de la secreción de FSH y LH. También se produce una disminución de la secreción de glicoproteína inhibina (inhibe selectivamente la FSH). Esta acción provoca una elevación constante de la FSH que podría ser una señal de que la menopausia es inminente.[14]

Los cambios de hipotálamo rodando en el ciclo menstrual regular a ser irregular podría ser experimentado por las mujeres en dos hasta ocho años antes de la menopausia. Durante ese período, los folículos ováricos madurar el óvulo tendrá un daño acelerado para que el número de folículos se ejecutará en absoluto. La disminución de los niveles de inhibina B (INH-B) que es una proteína dimérica que refleja la disminución de los folículos ováricos provoca un aumento de los niveles de FSH de 20 veces. El signo temprano de este aumento medido en el ciclo menstrual folicular es más alto que en el período reproductivo femenino, el efecto de disminución de las hormonas esteroideas ováricas y la elevación de los niveles de GnRH también aumentan la LH de 3 a 5 veces.[10]

La disminución de la esteroidogénesis y de la secreción de Inhibina-A en la fase lútea puede provocar un aumento de los niveles de FSH a partir de varios días antes de la menstruación. La determinación de este importante acontecimiento se basa en datos derivados del inmunoensayo FSH. Utilizando la medición sensible de la bioactividad de la FSH, se revela que el aumento de la bioactividad de la FSH comienza a mediados de la fase lútea.[15]

Cuando una mujer llega a los 40 años, comienza el proceso anovulatorio. Antes de que la anovulación sea más frecuente y prolongada, el ciclo menstrual se alarga, comenzando entre 2 y 8 años antes de la menopausia. En un estudio longitudinal realizado en Australia, si el ciclo menstrual dura más de 42 días, se predice que la menopausia se producirá 1 ó 2 años más tarde. Este período más largo del ciclo menstrual precede uniformemente a la menopausia sin tener en cuenta la edad a la que cesó la menstruación, ya sea temprana o tardía. El principal determinante de la duración del ciclo menstrual es la duración de la fase folicular. Este cambio que se produce antes de la menopausia está marcado por una elevación de los niveles de FSH y una disminución de los niveles de inhibina, con unos niveles normales de LH y un ligero aumento de los niveles de estradiol. La duración de este ciclo viene determinada por el ritmo y la calidad del crecimiento y desarrollo de los folículos, y esto varía en cada mujer.[15]

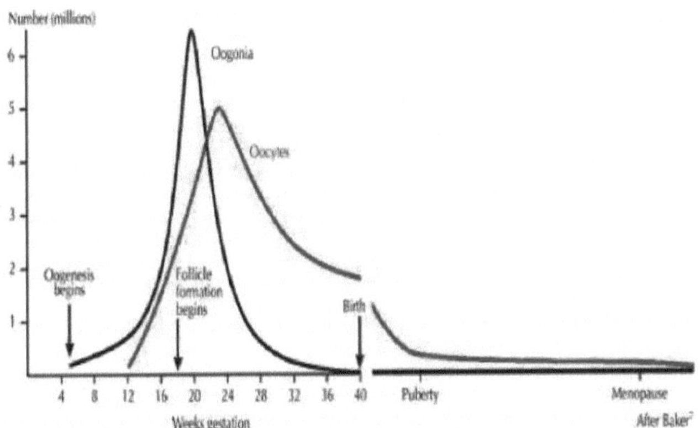

Figura 3. Relación entre el desarrollo de los folículos[15] y la edad[12]

Cuando la tasa de reducción folicular comenzó a aumentar durante la edad reproductiva avanzada, pero antes de que se produjeran cambios reales en la regularidad menstrual, los niveles séricos de FSH comienzan a elevarse; las concentraciones de LH permanecen inalteradas. Esta elevación de la FSH sin un aumento de los niveles de LH puede ser el resultado de los cambios relacionados con la edad del patrón de secreción pulsátil de GnRH o como resultado de la reducción folicular progresiva y la baja tasa de inhibición de retroalimentación sobre la secreción hipofisaria de FSH por las hormonas ováricas. Las evidencias actuales apoyan la segunda explicación. Aunque la frecuencia de la secreción pulsátil de GnRH es más lenta y estimula más la secreción de FSH que la secreción de LH, la frecuencia y amplitud del patrón de pulsación de la secreción de LH en las mujeres jóvenes o mayores es casi similar, incluso después de someterse a una ooforectomía. Los niveles de inhibina B en el circulatorio en la fase lútea disminuyen en la concentración de FSH o incluso antes de que ésta comience a aumentar. También se produce una disminución de la inhibina A en suero en la fase lútea. Ambas inhibinas inhiben selectivamente la secreción hipofisaria de FSH. Como resultado, los niveles de FSH aumentarán progresivamente debido a la disminución de la producción de inhibina causada por la reducción de los folículos reservados, podría verse claramente en la fase folicular temprana. La disminución de la concentración de inhibina puede describir la reducción del número de folículos, la disminución de la capacidad folicular funcional en los folículos más viejos, o ambos. Se observa que la concentración de inhibina en el líquido folicular preovulatorio es casi similar en las mujeres jóvenes o mayores que aún tienen la menstruación, y se revela que el factor más importante es el número de folículos restantes.[15]

A medida que aumenta la edad, los niveles de FSH aumentan, la fase folicular se acorta, pero los niveles de LH y la duración de la fase lútea permanecen invariables. El ciclo menstrual sigue siendo regular, pero su duración y variabilidad disminuyen en general. Cuando los niveles de FSH aumentan y la fase folicular se acorta, los niveles de estradiol aumentan antes, lo que demuestra que los niveles más altos de FSH estimulan rápidamente el desarrollo de los folículos. La elevación más temprana de los niveles de estradiol no se debe a un crecimiento acelerado de los folículos, sino a un desarrollo tardío de los folículos en el ciclo menstrual inicial y a una selección más temprana de los folículos dominantes. La duración de la fase folicular y del ciclo menstrual alcanza su límite más bajo alrededor de los 42 años.[15]

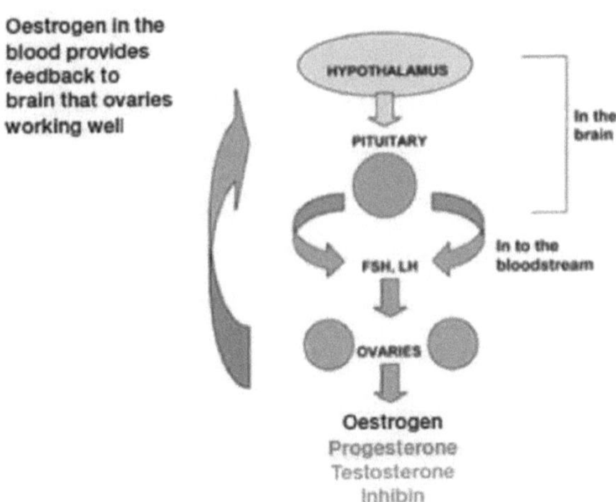

Figura 4. Vía de retroalimentación del estrógeno[16]

La menopausia es un proceso gradual caracterizado por la irregularidad de la menstruación, la ovulación y el ciclo ovulatorio hasta que la menstruación cesa por completo. Esto demuestra que la vía molecular que controla las pérdidas del ciclo menstrual de las células ováricas. Los estudios sobre el estado hormonal en las mujeres mostraron que la menopausia estaba asociada a unos niveles bajos de estrógeno, inhibina, insulina, IGF-I, hormona antimulleriana (AMH) y FSH en suero.[17]

Se ha sugerido que la AMH es un marcador del agotamiento folicular endocrino o del envejecimiento ovárico. La inhibina es un heterodímero formado por las subunidades a y p (inhibina a y p) y es una superfamilia de la proteína TGF-p. La inhibina p es secretada por las células de la granulosa durante el desarrollo folicular temprano y recientemente ha atraído mucha atención debido a su papel en la regulación del desarrollo folicular temprano y la secreción de FSH por el eje adenohipófisis. Un estudio realizado en niñas desde su nacimiento hasta la edad adulta demostró que los niveles séricos de inhibina eran más bajos en menores de 6 años y alcanzaban su máximo entre los 12 y los 18 años, cuando esas niñas tenían la menarquia.[17]

La observación realizada en las mujeres de edad avanzada mostró que los niveles séricos de inhibina eran más bajos en las mujeres de 46-52 años en comparación con las de 39-45 años. Ese estudio también reveló que en las mujeres con menstruación y niveles séricos normales de FSH, no había diferencias entre los grupos de menor y mayor edad. Los hallazgos en desarrollo mostraron que la anormalidad en la secreción de inhibina (baja en los niveles séricos) se producía antes cuando los niveles de FSH aún eran normales. Esto indica que los bajos niveles séricos de inhibina y otros factores autocrinos y paracrinos intraováricos pueden desempeñar un papel central en la formación de la menopausia. Se sabe que los bajos niveles de inhibina eliminan el efecto de inhibición a la hipófisis, lo que conduce a altos niveles séricos de FSH.[17]

Durante la vida reproductiva la secreción de FSH es cíclica, variando de niveles séricos bajos a altos; este carácter mantiene la sensibilidad de las células foliculares a la FSH. La elevación crónica de la FSH y un contacto demasiado prolongado de las células ováricas con la FSH provocan una regulación insuficiente del receptor y hacen que las células foliculares dejen de ser sensibles a la FSH, por lo que se produce un defecto en la maduración folicular final. Esto podría explicar el ciclo anovulatorio, que es una característica especial del periodo perimenopáusico. Se ha demostrado que la exposición crónica del receptor al ligando causa un efecto negativo en la expresión del receptor. No se ha aclarado por qué disminuyen los niveles de inhibina en las mujeres que se acercan al periodo menopáusico, pero existe la posibilidad de que haya factores locales secretados por las células de la granulosa o los ovocitos que puedan regular la secreción de inhibina. Los factores que controlan la secreción de inhibina durante la vida reproductiva siguen siendo controvertidos; algunos autores se han centrado en la posibilidad de que la FSH desempeñe un papel. No obstante, la relación actual entre la FSH y la inhibina durante el periodo perimenopáusico y menopáusico no apoya demasiado el papel de la FSH en la regulación de la secreción de inhibina. En el período menopáusico, los niveles séricos de inhibina son bajos cuando los niveles séricos de FSH son normales y permanecen inalterados incluso después de la menopausia, cuando los niveles séricos de FSH son altos, lo que indica que, además de la FSH, existe otro factor responsable de la regulación de la secreción de inhibina.[17]

Estudios anteriores habían demostrado que existía un factor local como el factor de crecimiento insulínico-1 (IGF-1) en el control de la secreción de inhibina. Durante la fase reproductiva, los estudios demostraron que el IGF-1 indicado en las células endometriales y los tejidos ováricos aumentaba la secreción de células granulosas y de hormonas esteroideas. Otro estudio demostró que al llegar al periodo menopáusico, el IGF-1 disminuía en los tejidos ováricos, y era seguido por una disminución gradual de los niveles séricos de inhibina B. También se han descrito niveles bajos de IGF-1 en el endometrio de mujeres posmenopáusicas. Por lo tanto, se sugiere que el IGF-1 podría desempeñar un papel como factor paracrino que aumenta la secreción de inhibina B durante la fase reproductiva y que la disminución de IGF-I en los tejidos ováricos puede provocar el fallo de la secreción de inhibina por parte de las células de la granulosa. Se sabe que los ovocitos desempeñan un papel clave en el control de su función al influir en la función de las células foliculares.[17]

La estimación real de los folículos primordiales del ovario femenino en alguna variación de la edad se deriva del análisis histológico preparto. Durante años se ha sugerido un modelo matemático para describir la relación entre los folículos no crecientes (FNC) y la edad. Faddy et al. en 1992 concluyeron que las tasas de declive de los ovocitos seguían un patrón bifásico con una tasa de desaceleración que se producía a una edad aproximada de 37,5 años. Recientemente, Hansen et al. revelaron que la disminución del número de folículos ováricos estaba asociada al aumento de la edad. En un estudio reciente realizado por Kelsey et al. en 2012, se demostró que los niveles séricos de AMH se correlacionaban positivamente con los NGF en mujeres de entre 5 y 51 años. El análisis de los datos de Kelsey et al. se basó en la agregación sistemática de datos de 8 estudios, en los que los FNG de la población se habían extrapolado a partir del número de FNG manuales estereológicos de pequeños subconjuntos de tejidos ováricos, y 25 estudios de cohortes informaron de niveles normativos de HAM en un rango de edad limitado. En general, esos datos apoyaron que el suero de AMH podría utilizarse como otro marcador ovárico.
Además, nuestros datos mostraron que las categorías de edad de la menopausia materna podían predecir la disminución de los niveles de ovario reservado.[18]

Evidentemente, nuestros datos no pueden explicar si la edad menopáusica de la madre es un predictor directo de la edad menopáusica o de la posibilidad de quedarse embarazada. Sin embargo, desde el punto de vista biológico, es lógico suponer que la baja reserva ovárica tiene un efecto duradero que puede acortar la fase reproductiva. Por lo tanto, asumimos que un marcador como la "edad menopáusica" combinado con AMH o AFC, y la edad cronológica podría ser una cifra más completa para evaluar el ovario reservado del individuo.[18]

2.4. Manifestaciones clínicas de la menopausia

Los problemas de los que se queja con frecuencia en este periodo son irritabilidad, depresión, fatiga, falta de entusiasmo, insomnio, sofocos, sudoración, escalofríos y dolor de cabeza. Cuando una mujer entra en la menopausia, pueden aparecer repentinamente molestias físicas como rigidez y dolor en todo el cuerpo. Esta rigidez a veces va acompañada de sensación de calor o frío, mareos, dolor de cabeza, fatiga, inquietud, irritabilidad y palpitaciones. Después de la menopausia, las mujeres experimentan el periodo senil. En este momento, alcanzan un nuevo equilibrio hormonal, por lo que desaparecen los trastornos vegetativos y psicológicos.[7-9,19]

Varios de los síntomas que experimentan las mujeres están relacionados con el aumento de la edad y la disminución de la actividad ovárica. Los otros síntomas podrían estar generalmente relacionados con el envejecimiento. Las evidencias muestran una relación con la menopausia descrita en los siguientes síntomas:[20]

- Sofocos y sudores nocturnos (también llamados síntomas vasomotores, debido a la dilatación vascular).

- Sequedad vaginal, que puede causar un coito doloroso. Algunas mujeres también tienen problemas de memoria. Esto puede estar relacionado con los cambios de estrógenos durante el periodo transitorio.

Se puede asegurar que estos síntomas siguientes son causados o no por la menopausia, otros factores vienen junto con el envejecimiento, o la combinación de la menopausia y el envejecimiento:[20]

- Incontinencia
- Molestias físicas como fatiga, rigidez o dolor articular
- Cambios de humor como depresión, agitación e irritabilidad. Y síntomas similares en el síndrome premenstrual.

Los expertos reunidos en la conferencia sobre el estado de la ciencia de los NIH señalaron que la menopausia es una parte normal del envejecimiento de la mujer y sugirieron que no debe considerarse un "trastorno médico" (o verse como una enfermedad).[20]

2.5. Osteoporosis en mujeres menopáusicas

En la actualidad, el aumento de las tasas de esperanza de vida humana incrementará la prevalencia de las enfermedades degenerativas, y se estima que hasta 2025 se producirá un aumento del número de casos de osteoporosis. La osteoporosis es más frecuente en mujeres posmenopáusicas de edad avanzada.

La menopausia es el cese definitivo de la menstruación como consecuencia de la inactividad de los folículos ováricos. La disminución de la función ovárica provoca la disminución de la producción de hormonas sexuales, estrógenos y progesterona. Esto afectará a la actividad cíclica del hipotálamo y la hipófisis. Al final, provocará trastornos neurológicos y metabólicos que aparecen clínicamente como síntomas perimenopáusicos. El problema más común es el síntoma óseo.

La osteoporosis es el principal problema de las mujeres menopáusicas. Más de 10 millones de estadounidenses padecen osteoporosis y más de 34 millones tienen baja densidad ósea, lo que aumenta el riesgo de osteoporosis y fracturas. El hueso siempre se remodela cada año. Los cambios en el tamaño y la forma del hueso se basan en el cierre epifisario al final de la pubertad, seguido de un periodo de consolidación de 5 a 10 años.[14]

El hueso es un tejido vivo con una estructura dinámica que puede adaptarse y remodelarse. Sus funciones son muy amplias, empezando por formar un esqueleto fuerte, proteger músculos y órganos, ser fuente de hematopoyesis y desempeñar un papel en el mantenimiento del equilibrio metabólico del suero mineral, especialmente en el caso del calcio y el fosfato. El hueso se compone de células, matriz, proteínas y depósitos minerales. Tiene tres células básicas: osteoblastos, osteocitos y osteoclastos. Los osteoblastos son células formadoras de hueso derivadas del osteoide y de la matriz mineral ósea. Un proceso completo se caracteriza porque los osteoblastos se reforman en osteocitos y quedan atrapados en la matriz ósea que contiene minerales. Los osteoclastos son reabsorbentes del hueso durante el periodo de crecimiento y remodelan los huesos segregando ácido láctico y colagenasa que destruyen los minerales óseos y el colágeno.[15]

La remodelación viene determinada por la homeostasis entre osteoblastos y osteoclastos. Hasta los 50 años, los osteoclastos tienen el mismo nivel de actividad que los osteoblastos. La osteoporosis inducida por la edad se produce a partir de los 60 años y la osteoporosis inducida por la menopausia a partir de los 50 años. La tasa de remodelación es de aproximadamente el 2-10% de la masa del esqueleto cada año. Este proceso se ve afectado por algunos factores, como el factor local que provoca una serie de acontecimientos en el concepto Activación-Resorción-Formación (ARF). En este proceso influyen las proteínas mitógenas derivadas de los huesos que estimulan a los proteoblastos a escindirse y reformarse en osteoblastos como resultado de la actividad de resorción de los osteoclastos. Otro factor que afecta a este proceso es el factor hormonal. Las hormonas paratiroideas, las hormonas del crecimiento y la vitamina D 1,25 (OH)$_2$ aumentan el proceso de remodelación, mientras que la calcitonina, los estrógenos y los glucocorticoides lo inhiben. Estos procesos interfieren con la remodelación ósea y causan osteoporosis.[16]

La osteoporosis se produce porque el número y la actividad de los osteoclastos es más predominante que el número y la actividad de los osteoblastos, por lo que se produce la disminución de la densidad ósea. Relacionado con la menopausia, este evento es causado por la deficiencia de estrógenos y el estrés.[17]

El estrógeno es una hormona que desempeña un papel clave en el metabolismo óseo debido a su influencia en las actividades de osteoblastos y osteoclastos. Los osteoblastos tienen receptores de estrógeno a y p en el citosol.

La disminución de los niveles de estrógenos provocará directamente un aumento de las citocinas proinflamatorias como IL-1, IL-3, IL-6, LIF (Leukemia Inhibiton Factor), oncostatina M, Ciliary Neutropic Factor, GM-CSF (Granulocytemacrophage Colony Stimulating Factor), M-CF, RANK-L (receptor activador del ligando del factor nuclear-KB) y TNF-a, que desempeñan un papel en la activación de los osteoclastos en el proceso de osteoclastogénesis. El RANKL es sintetizado por los osteoblastos y las células estromales y expresado por las células progenitoras de osteoclastos en la médula ósea para inducir la osteoclastogénesis. La osteoprotegerina es sintetizada por los osteoblastos y las células estromales como inhibidor de los receptores de RANKL para evitar la unión entre RANKL y RANK (receptor activador del factor nuclear-KB). RANK-L inducirá la actividad de JNK1 (Jun N-terminal Kinase 1) y la proteína activadora osteoclastogénica-1, c-fos, y c-jun para que los monocitos puedan diferenciarse en osteoclastos rápidamente. Por otra parte, las células estromales osteoblásticas tienen expresión en la superficie de RANK-L que se unirá a RANK en la superficie de los progenitores de osteoclastos para estimular la diferenciación de las células osteoclásticas.[18]

Indirectamente, una disminución de estrógeno también causa la disminución de osteoprotegrin y TGF-p (Factor de Crecimiento Transformante beta) en las células osteoblásticas y estromales que median los osteoblastos para reparar el área ósea destructiva y aumentar la apoptosis de los osteoclastos. Wnt señalización que es importante en la formación de osteoblastos se reduce debido a LRP5 gen (LDL Receptor-Related. Proteína 5) que no es demasiado sensible en el período menopáusico.[19]

En el nivel de densidad y calidad óseas, existe una alteración de los elementos microarquitectónicos de los huesos trabeculares, expansión de la envoltura perióstica, trabecularización endocortical y disminución de la mineralización de los elementos óseos. Existe una relación significativa entre la baja densidad ósea y el riesgo de fractura. Las fracturas más frecuentes son las de pelvis, vértebras y extremidades. La mayoría del 50% de la población que las sufre ya no puede llevar una vida normal.[20]

El objetivo del tratamiento de la osteoporosis es prevenir las fracturas aumentando la resistencia ósea y reduciendo el riesgo de caídas y traumatismos, minimizando los síntomas de fractura y deformidad esquelética y maximizando la función física.[20,21]

Indicaciones de terapia farmacológica:[21]

- Fractura pélvica o vertebral
- T-score inferior a -2,5 de vértebras, fémur y pelvis
- Las puntuaciones T entre -1 y -2,5 para el riesgo de fractura a 10 años se

evaluaron con la herramienta FRAX

Terapia farmacológica:[21]

1. Bifosfonatos

Los bifosfonatos son los fármacos más utilizados para el tratamiento de la osteoporosis. Los bifosfonatos se toman con el estómago vacío por la mañana con un vaso de agua. A pesar de que la tasa de absorción de los bifosfonatos es justo por debajo de <1%, pero sigue siendo útil para la osteoporosis.

Pueden administrarse bifosfonatos intravenosos, pero con el riesgo elevado de hipersensibilidad para el 30-40%.[21]

a. Alendronato

La dosis aprobada de alendronato es de 10 mg al día o 70 mg a la semana. El alendronato ha demostrado una disminución del riesgo de fractura de la columna vertebral, la pelvis y los huesos no vertebrales. El alendronato aumenta la densidad ósea después de 4-5 años de uso.[21]

b. Risedronato

La dosis aprobada de risedronato es de 5 mg al día o 35 mg a la semana. El risedronato disminuyó ligeramente la aceleración de la pérdida de masa ósea después de 3 años de tratamiento.[21]

c. Ibandronato

Ibandronato dosis aprobada es de 2,5 mg cada día durante 5 años utilizando su droga. Los efectos de esta droga están disminuyendo la pérdida de densidad ósea y el aumento de la densidad ósea.[21]

d. Zolendronato ácido

La dosis aprobada de ácido zolendronato es de 5 mg cada día para obtener el mismo efecto que otros bisfofonatos.[21]

2. Suplementos de calcio

La absorción de calcio disminuye ligeramente con la edad debido a la reducción de la vitamina D biológicamente activa y tiene una interrupción significativa después de la menopausia. Un balance positivo de calcio es obligatorio para lograr una prevención adecuada de la osteoporosis. La suplementación de calcio (1.000 mg cada día) disminuye la pérdida de hueso y la disminución de la fractura ósea, especialmente la persona que tiene una dieta baja en calcio.[21]

La mujer promedio toma 500 mg de calcio en su dieta, por lo que el suplemento para cada día es igual a 500 mg adicionales. Las mujeres que no se han sometido a terapia de estrógenos necesitan un suplemento de al menos 1.000 mg al día para obtener una recomendación de dieta de 1.500 mg al día. Las mujeres que toman suplementos de calcio de más de 500 mg al día deben someterse a un análisis de los niveles de calcio y fósforo en sangre durante los 2 primeros años. Si es normal, no hay necesidad de más observación.[21]

Los estrógenos mejoran la absorción del calcio (aumentando los niveles de 1,25-dihidroxivitamina D) y pueden reducir la dosis de suplementos de calcio activo. Para mantener un balance cero de calcio, las mujeres que reciben terapia con estrógenos necesitan 1.000 mg de suplementos de calcio al día.[21]

El estrógeno actúa para mejorar la absorción de calcio y tener un suplemento de calcio en una dosis eficaz sin el efecto secundario porque la dosis más alta (estreñimiento y flatulencia). Debemos confim, aunque el suplemento del calcio es importante pero no podemos alcanzar la misma protección que osteoporosis hormonal. Sin embargo, las ventajas del estrógeno en la columna vertebral disminuyen sin un suplemento de calcio.[21]

La suplementación con calcio es más importante en la adolescencia que en la edad reproductiva (cuando la formación de hueso es mínima). El aumento de la dieta de calcio en la adolescencia da un aumento significativo de la densidad ósea y la masa esquelética que dan una protección para la osteoporosis en la vida posterior. menores de 25 años, por años la acumulación de hueso, la dieta de calcio cada día shoul ser 1.500 mg. Esta cantidad se recomendaba durante el embarazo y la lactancia. La mayor parte del calcio proviene de la producción de leche; depender de otros alimentos no es fácil/simple porque se necesita una mayor cantidad de otros alimentos para tener exactamente la misma cantidad de calcio que la leche normal cada día.[21]

Hay docenas de suplementos de calcio en el mercado, que tiene un carbonato de calcio, lactato de calcio, fosfato de calcio, gluconato de calcio. La tableta de carbonato de calcio es la más barata y tiene la mayor parte de calcio elemental. (40%). El lactato cálcico tiene un 13% de calcio, el cítrico cálcico un 23% y el gluconato cálcico sólo un 9%. La suplementación de calcio más eficaz se produce cuando se toma una dosis única que no supere los 500 mg y durante la noche.[21]

3. Raloxifeno

La FDA aprobó el raloxifeno para la prevención y el tratamiento de la osteoporosis posmenopáusica. El raloxifeno oral puede administrarse mientras se come y no se aconseja su uso como bifosfonato.[21]

4. Teriparatida

Este medicamento/fármaco son recombinantes de PTH(1-34) 20 microgramos por inyección subcutánea.. La teriparatida aumenta la densidad ósea y disminuye la destrucción ósea. La eficacia se adquirió al cabo de 2 años.[21]

5. Calcitonina

La dosis aprobada de calcitonina es de 200 UI en spray o inyección. No existen estudios que evalúen durante cuánto tiempo debe administrarse la calcitonina para reducir el riesgo de fractura ósea.[21]

6. Denosumab

Este medicamento/fármaco es un anticuerpo monoclonal RANKLS que disminuye la cantidad de RANKL en micromoléculas óseas, disminuye la diferenciación de células precursoras a osteoclastos maduros y disminuye la función y supervivencia de los osteclastos. La dosis aprobada es de 60 mg de inyección subcutánea cada 6 meses.[21]

7. Estrógeno

Aunque el estrógeno se considera el fármaco de elección para la osteoporosis posmenopáusica, la FDA nunca lo ha aprobado. La dosis que se utiliza con frecuencia es de 0,625 mg cada día. estrógeno conjugado quina con o sin acetato de medroxiprogesterona para aumentar la densidad ósea, especialmente en la columna vertebral, la columna vertebral, el hombro. La indicación real para el uso de estrógenos son los síntomas perimenopáusicos. Esto se debe a que, si se interrumpe la administración de estrógenos, también se interrumpe el efecto protector de la osteoporosis.[21]

No hay estudios que demuestren las ventajas del uso de la combinación de parejas de fármacos para la osteoprorosis postmenopáusica.[21,22]

8. Deportes

Sprots ejercicios pueden fortalecer nuestros huesos. Haciendo ejercicio deportivo regular y correctamente durante 30 minutos al día y 3 días a la semana, será útil en la prevención y el tratamiento de la osteoporosis, aumentará el contenido mineral del hueso en las mujeres mayores. Para ser eficaz, el ejercicio debe ejercer una carga sobre los huesos, especialmente la columna vertebral. No basta con correr con regularidad. Sin embargo, caminar rápido puede ralentizar la pérdida ósea en la pelvis.[21]

Hay actividades útiles como correr, hacer pesas, aeróbic, subir escaleras y deportes distintos de la natación. El efecto del ejercicio con pesas sobre la densidad ósea es aditivo cuando se combina con la terapia hormonal. Aunque caminar con regularidad tiene un pequeño impacto en la densidad ósea, es razonable que tenga un efecto beneficioso sobre el riesgo de fractura. Estos cambios, más el deporte en sí, mejorarán el equilibrio y reducirán el riesgo de caídas. Por este motivo, caminar, incluso después de realizar ajustes en función de la densidad ósea y el peso, se asocia a una reducción del riesgo de fractura pélvica.[21]

2.6. Escala de valoración de la menopausia (MRS)

Menopause Rating Scale (MRS) es una escala de calidad de vida que se desarrolló a principios de los años 90 para evaluar la gravedad de las quejas menopáusicas como respuesta a la falta de una escala estandarizada para medir la gravedad de los síntomas del envejecimiento y sus efectos sobre la calidad de vida. La validación de la MRS comenzó hace varios años con el objetivo de establecer una herramienta para medir la calidad de vida, que pueda ser fácilmente cumplimentada. El propósito de hacer MRS es (1) para permitir comparaciones entre las mujeres con diferentes condiciones, (2) para comparar la gravedad de la enfermedad en un intervalo de tiempo determinado, y (3) para medir los cambios que se produce antes y después del tratamiento. La escala MRS se ha estandarizado formalmente mediante reglas psicométricas y se ha publicado por primera vez en Alemania. Se han identificado tres dimensiones separadas, que explican el 59% de la varianza total encontrada (análisis factorial): subescalas psicológica, somatovegetativa y urogenital. La escala MRS consta de 11 ítems (síntomas o quejas). A cada síntoma que contiene la escala se le puede asignar un valor de 0 (ningún síntoma) a 4 (síntomas graves) en función del nivel de síntomas obtenido después de que la mujer rellene la pregunta de la escala (marcando la casilla correspondiente). La evaluación es básicamente sencilla, por ejemplo: la puntuación aumentará a medida que aumente la gravedad de los síntomas subjetivos que se obtengan de cada ítem (puntuación 0: ningún síntoma, puntuación 4: síntomas muy graves). El encuestado mostrará por sí mismo su propia presepción marcando 1 de las 5 casillas de posibilidades disponibles para cada ítem. [7]

Actualmente, la escala MRS ha sido aceptada internacionalmente. En primer lugar, esta escala se tradujo al inglés y, a continuación, se tradujo a otro idioma. También se incluyen las últimas recomendaciones metodológicas internacionales. Esta vez la escala está disponible en varios idiomas: Brasil, Inglaterra, Francia, Alemania, Indonesia, Italia, México/Argentina, España, Suecia y Turquía.[7]

¿Qué se puede hacer con un geisha-gejala que se encuentra en la misma casa y que ya está aquí y qué se puede hacer con el gejala-gejala actual?

Tolong Anda berikan tanda 'X' di kotak yang tepat untuk setiap gejala yang tertera di bawah ini. Untuk gejala-gejala yang ini tidak Anda alami, berikan tanda 'X' di kotak nomor 'O'.

		tidak ada 0	ringan 1	menengah 2	berat 3	sangat berat 4
1.	Badan terasa sangat panas, berkeringat	.....□	□	□	□	□
2.	Rasa tidak nyaman pada jantung (detak jantung yan tidak biasa, jantung berdebar)	.....□	□	□	□	□
3.	Masalah tidur (susah tidur, susah untuk tidur nyenyak, bangun terlalu pagi)	.....□	□	□	□	□

4.	Perasaan tertekan (merasa tertekan, sedih, mudah menangis, tidak bergairah/lesu, mood yang berubah-ubah)...	.....□	□	□	□	□
5.	Mudah marah (merasa gugup, rasa marah, agresif)	.....□	□	□	□	□
6.	Rasa resah (rasa gelisah, rasa panik)	.....□	□	□	□	□
7.	Físicas y mentales (meniirunnya kinerja secara umum, berkurangnya daya ingat, menurunnya konsentrasi, mudah lupa/pikun)	.....□	□	□	□	□
8.	Masalah-masalah seksual (perubahan dalam gairah seksual, aktifitas seksual dan kepuasan seksual)	.....□	□	□	□	□
9.	Masalah-masalah pada kandung dan saluran kemih (sulit buang air kecil, sering buang air kecil, buang air kecil yang tidak terkontrol)	.....□	□	□	□	□
10.	Kekeringan pada vagina (rasa kering atau terbakar, pada vagina, kesulitan dalam berhubungan intim)	.....□	□	□	□	□
11.	Rasa tidak nyaman pada persendian dan otot (sakit pada persendian, kelhan rematik)	.....□	□	□	□	□

Figura 5 . Escala de valoración de la menopausia[7]

Pie de foto: [7]

Las puntuaciones para el nivel/grado de gravedad de la queja basadas en subescalas son las siguientes:

- Puntuación total 22 - Ninguna, un poco: 0-4; leve: 5-8; moderada: 9-16; grave: 17+

Capítulo 3

TRATAMIENTO GENERAL DE LAS MUJERES MENOPÁUSICAS Y PAPEL DE
LA TESTOSTERONA EN LA MENOPAUSIA

3.1. Tratamiento general de la menopausia

Durante décadas, la terapia hormonal se ha utilizado sobre todo para el tratamiento de los síntomas de la menopausia. El estrógeno se ha utilizado como terapia hormonal menopáusica en mujeres a las que se ha extirpado el útero. La progestina, una forma sintética relacionada con el estrógeno y la progesterona, se combina con el estrógeno en la terapia hormonal de la menopausia en mujeres que aún conservan el útero. La progestina detiene el crecimiento de las células del revestimiento del útero. El crecimiento continuado de estas células puede provocar cáncer de cuello uterino.[20]

Iniciativa para la Salud de la Mujer (WHI), un programa de investigación de 15 años se puso en marcha en 1991, fue diseñado para resolver las causas más comunes de muerte, discapacidad y mala calidad de vida en las mujeres posmenopáusicas. Programa de investigación para probar la eficacia de la terapia hormonal sustitutiva en las mujeres, que en ese momento se consideraba una intervención prometedora. Se comprobaron los resultados de dos ensayos clínicos del WHI:[20]

- El uso de estrógenos más progestágenos en mujeres con útero

- El uso de estrógenos sólo en mujeres sin útero.

HRT (estrógeno-progesterona combinada a las mujeres con útero intacto, y el estrógeno para aquellos que han tenido una histerectomía) es muy eficaz, la reducción de los sofocos y otros síntomas de la menopausia 80% a 90% del período de presentación de informes. Sin embargo, la Iniciativa de Salud de la Mujer ampliamente publicitada de un mayor riesgo de cáncer de mama, enfermedad coronaria, accidente cerebrovascular y tromboembolismo venoso en mujeres que reciben estrógeno y progesterona para alentar a los pacientes a tappering fuera de la TRH, o declinar a comenzarlo. Sin embargo, los informes iniciales de la última década, así como otros análisis y estudios adicionales, han descubierto que, para algunas mujeres y en determinadas circunstancias, la THS puede ser, de hecho, segura y eficaz.[21]

La edad y el momento de la menopausia son criterios clave. Para las mujeres de edad <60 años y dentro de los 10 años del inicio de la menopausia, la THS parece ser un tratamiento seguro a corto plazo. Aunque probablemente el riesgo más importante se produzca después de 10 años de uso, los médicos deben intentar limitar la THS siempre que sea posible.[21]

Las mujeres mayores de 60 años y las que presentan un riesgo elevado de enfermedad cardiovascular o cáncer de mama, o ambos, no deben tomar THS. Cuando se receta THS a pacientes sin contraindicaciones, hay cosas que se pueden hacer para minimizar el riesgo:[21]

- Limitar la duración de la THS para acortar el tratamiento necesario.
- Utilizar el sistema de administración transdérmica. En comparación con la administración oral, los parches parecen reducir el riesgo de tromboembolismo
- Receta un régimen de dosis bajas de THS. Las dosis bajas pueden reducir el riesgo de enfermedad cardiovascular, pero normalmente tardarán más en aliviar los síntomas, de 8 a 12 semanas frente a las 4 semanas de las mujeres con la dosis estándar. Un régimen de dosis baja es muy importante para las mujeres obesas. Dado que los niveles séricos de estradiol son más elevados en esta población de pacientes, necesitan una cantidad menor de estrógenos y progesterona para conseguir curar los síntomas.
- Bajar lentamente a lo largo de 6 a 12 meses, lo que puede minimizar la gravedad y la frecuencia de los sofocos.

Compuestos hormonales. Algunas mujeres prefieren una hormona, basándose en los resultados de análisis individuales de sangre o saliva, con la esperanza de evitar los riesgos asociados a la THS. Aunque el compuesto suele comercializarse como más seguro y eficaz para reducir los síntomas de la menopausia, sin embargo, las pruebas de su éxito son limitadas. Qué más, la falta de normalización, por lo que las variaciones en la formulación y la dosis de un producto a otro, lo que plantea interrogantes sobre la seguridad de los compuestos hormonales.[21]

Se ha comprobado que tanto los inhibidores selectivos de la recaptación de serotonina (ISRS) como los inhibidores de la recaptación de serotoninarepinefrina (IRSN), que actúan sobre el neurotransmisor implicado en el centro termorregulador hipotalámico, reducen tanto la gravedad como la frecuencia de los sofocos. Las mujeres que sufren sofocos tienen un riesgo 2 veces mayor de padecer depresión, y la terapia antidepresiva puede ayudar a aliviar los trastornos del estado de ánimo además de proporcionar alivio de los síntomas vasomotores, incluso en mujeres que no cumplen los criterios de la depresión clínica.

Se ha demostrado que la venlafaxina, la desvenlafaxina y la paroxetina alivian los mejores síntomas vasomotores, con una reducción de los síntomas del 67% frente al 15% con placebo. Es importante señalar, sin embargo, que el estudio cada agente tiene un criterio de inclusión diferente y la aleatorización diferentes significados.[21]

Ciertos antihipertensivos (clonidina y metildopa) y el antiepiléptico gabapentina pueden reducir los sofocos, pero no son el tratamiento óptimo. La clonidina ha demostrado ser eficaz tanto en forma oral como transdérmica, pero estos fármacos se asocian a hipotensión, entre otros efectos adversos La metildopa no ha sido bien estudiada y no se considera un agente de primera línea y, aunque la gabapentina a dosis > 900 mg/día reduce la frecuencia de los sofocos, muchas mujeres no la toleran; son frecuentes las náuseas, cefaleas, mareos, confusión, y otros efectos adversos.[21]

Pocas investigaciones han descubierto que una actividad específica, como el ritmo respiratorio y el yoga, aumente los sofocos, pero se necesitan estudios más amplios para aclarar el gran efecto. Las intervenciones en el estilo de vida, como limitar el consumo de alcohol, reducir la ingesta de comida picante, evitar las bebidas calientes y eliminar la cafeína, también pueden reducir los sofocos.[21]

3.2. El papel de la testosterona en la menopausia

La testosterona es un tipo de hormonas esteroides. Es la principal hormona androgénica producida por las células intersticiales (Leydig) en respuesta a la estimulación por LH de la hipófisis anterior. Los andrógenos son hormonas esteroides con 19 átomos de C. Esta hormona tiene un peso molecular de 288,41 Dalton y es dominante en los hombres (Koolman, 2005. Murray, 2003).

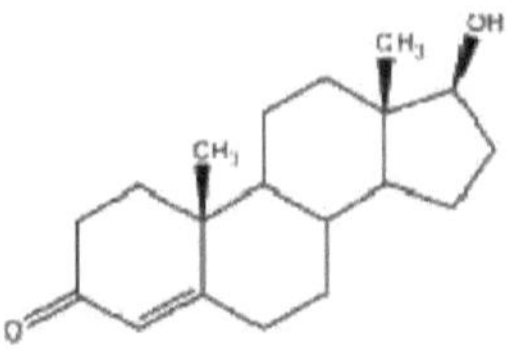

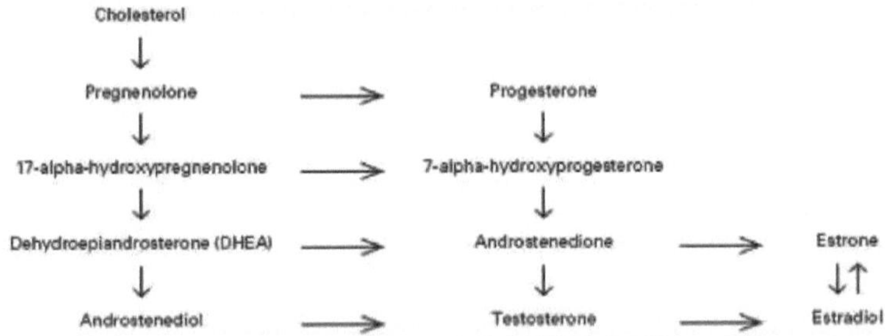

Figura 6 Estructura química de la testosterona[22]

Los andrógenos y las hormonas sexuales son producidas por los ovarios y las glándulas suprarrenales en las mujeres y por los testículos en los hombres. Las principales hormonas andrógenas en las mujeres son los andrógenos suprarrenales y la testosterona. En las mujeres, el 50% de la testosterona es producida por los ovarios y las glándulas suprarrenales y se libera directamente en la sangre.[23]

Figura 7 Síntesis de la testosterona[23]

La producción de testosterona en las mujeres procede de tres fuentes: los ovarios, las glándulas suprarrenales y de los cambios en la circulación periférica de andrógenos. Los niveles de testosterona se reducen con el envejecimiento. Esta disminución está relacionada con una combinación de factores: la producción de andrógenos de las glándulas suprarrenales disminuye progresivamente con el envejecimiento, aunque la producción de testosterona del ovario suele estar intacta después de la menopausia, la secreción suprarrenal frente a la androstenediona disminuye aproximadamente un 50%. Menor androstenediona provoca una disminución significativa de la testosterona en los cambios periféricos a la menopausia actual.[24]

Las células productoras de hormonas esteroideas en los ovarios no almacenan esteroides, sino que producen estas hormonas por efecto de la LH y la FSH durante el ciclo menstrual normal. El proceso paso a paso y las enzimas que intervienen en la síntesis de las hormonas esteroideas, así como las similitudes que se encuentran en los ovarios, las glándulas suprarrenales y los testículos. Sin embargo, las enzimas especiales necesarias para catalizar pasos específicos divididos por separado y probablemente no muchos o incluso no está presente en todos los tipos de células. Durante el proceso de desarrollo de los folículos ováricos, la síntesis de estrógenos de colesterol requiere una estrecha integración entre las células de la theca y las células de la granulosa se refieren a veces como la esteroidogénesis de dos células (Fig. 2.7). El receptor de la FSH se limita a las células de la granulosa, mientras que el receptor de la LH se limita a las células de la teca hasta la fase final del desarrollo folicular, aunque posteriormente también se encuentra en las células de la granulosa. Las células de Theca situadas alrededor del folículo tienen una gran vascularidad y utilizan el colesterol, especialmente el derivado de las lipoproteínas circulantes, como punto de partida inicial de la síntesis de androstenediona y testosterona bajo la influencia de la LH. La androstenediona y la testosterona se desplazan a través de la lámina basal hasta las células de la granulosa, que no reciben un aporte sanguíneo directo. Mural células de la granulosa son muy ricos en aromatasa y estar bajo la influencia de la FSH para producir estradiol , que es el principal esteroide secretado durante la fase folicular ovárica y es el estrógeno más potente . La androstenediona producida por las células de la teca y la testosterona también se secretan en las células de la sangre periférica, que pueden convertirse en dihidrotestosterona en la piel y en estrógenos en el tejido adiposo. Las células intersticiales del hilio ovárico son funcionalmente similares a las células de Leydig y también son capaces de secretar andrógenos.

Los datos biológicos apoyan los importantes efectos fisiológicos de la testosterona en las mujeres. La testosterona actúa directamente a través de los receptores de andrógenos en todo el cuerpo, incluso en las áreas del cerebro, en particular el hipotálamo y la amígdala; y el lado periférico incluyendo hueso, mama, piel, músculo esquelético, adiposo, vascular, y los tejidos genitales. Los efectos mediados por la aromatización de la testosterona a estrógeno como hormona andrógeno es un precursor esencial para la biosíntesis de estrógeno en ekstragonad y tejido ovárico.

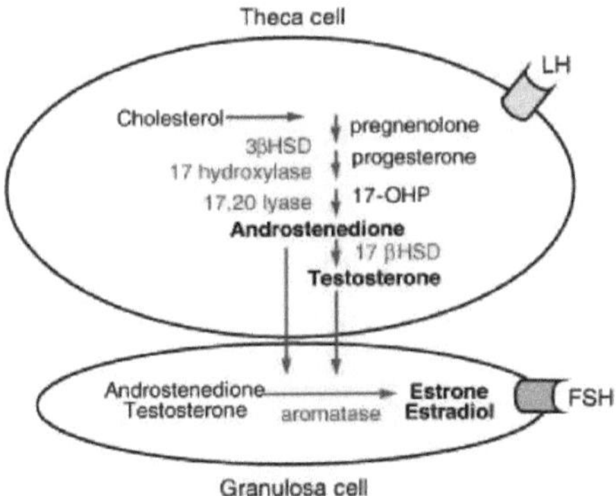

Figura 8 Mecanismo *del modelo de dos células para la esteroidogénesis*[12]

Desequilibrio de la biosíntesis o el metabolismo de los andrógenos en las mujeres puede tener un efecto desagradable en todo el sistema. La testosterona, el estrógeno puede afectar la excitación sexual, la densidad mineral ósea, masa muscular , distribución del tejido adiposo, Moog, la energía y la capacidad de vivir la fisiología.[26]

En las mujeres jóvenes, la testosterona es producida por los ovarios junto con el estrógeno y la progesterona. La testosterona también es producida por otros tejidos como la piel y la grasa corporal mediante la conversión de una hormona producida por la glándula suprarrenal llamada dehidroepiandrosterona (DHEA) y sulfato de DHEA (DHEAS) y androstenediona del ovario.[23]

Los ovarios producen estrógenos convirtiendo la testosterona en estrógenos. Después de la menopausia, cuando los ovarios no son capaces de hacer su trabajo, el tejido adiposo de las mujeres se convierte en la principal fuente de estrógenos que se producen al convertir los andrógenos suprarrenales en estrógenos en el tejido adiposo. La testosterona y otras hormonas relacionadas en el organismo (DHEA/DHEAS) son importantes para la fisiología femenina.[23]

El estrógeno está hecho de testosterona y otras hormonas suprarrenales su cuerpo no es capaz de producir testosterona y estrógeno. Por lo tanto importantes normas de testosterona para proporcionar la estructura básica de la producción de estrógeno. La testosterona tiene un efecto directo sobre los receptores de andrógenos libres en varias partes del cuerpo, y algunas mujeres pueden experimentar una variedad de síntomas asociados con la acción de la testosterona.[23]

Hay poca testosterona libre en la circulación sanguínea. Hasta un 60 % de testosterona unida a la proteína conocida como globulina fijadora de hormonas sexuales (SHBG) y un 33 % unida a la proteína de la sangre llamada albúmina. Por lo tanto, sólo el 1-2 % de testosterona en la circulación sanguínea en las mujeres jóvenes que están unidos en la sangre o libre en la sangre.[23]

Esta vía es importante para conocer las ventajas e inconvenientes de la testosterona en la sangre:[23]

1. Un nivel bajo de SHBG indica que hay más testosterona en circulación, por lo que las mujeres con un nivel bajo de SHBG tienen un aspecto más masculino, con pelo espeso o acné.

2. La SHBG es la que menos aumenta la señalización de la testosterona libre. La terapia con estrógenos, ya sea como anticonceptivos orales o terapia hormonal aumenta la SHBG, causando una disminución de la testosterona libre y puede causar una disminución del deseo sexual y la libido como efecto secundario.

El envejecimiento afecta a la producción de andrógenos de la mujer por dos mecanismos diferentes :[23]

1. El aumento de la edad y las glándulas suprarrenales causan una disminución de DHEA y DHEAS progresivamente importante como fuente de estrógeno y testosterona en las mujeres .

2. Los niveles de testosterona disminuyen con el aumento de la edad asociada con la reducción de la producción ovárica y la reducción de la función suprarrenal . La caída en el valor de la testosterona lentamente antes de la menopausia; y los niveles de testosterona no cambiaron durante la menopausia.

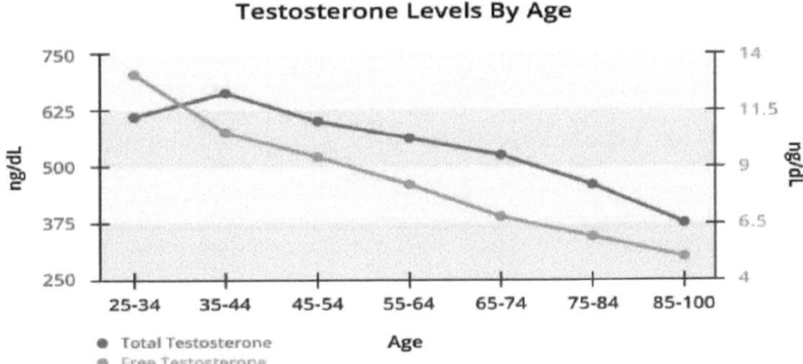

Figura 9 Disminución de los niveles de testosterona con la edad[25]

La testosterona total se midió directamente, radioimunoassay método clínicamente útil en la población de estudio de la testosterona baja en las mujeres. La testosterona libre se calcula utilizando la ecuación de Sodergard. Las estimaciones de la testosterona libre se ha demostrado que tienen una fuerte correlación con el equilibrio de la dialiasis, que es generalmente preciso método de medición de la testosterona libre. Los resultados mostraron una disminución de la testosterona total y libre, de la dehidroepiandrosterona (DHEAS) y de la androstenediona con la edad, a partir de los 30 años.[26]

Es posible que la testosterona actúe en diferentes vías de la red, pero es un área que requiere más investigación. La principal acción de la testosterona parece ser directamente a través del receptor de andrógenos (RA). Sin embargo, la testosterona es un precursor importante para la producción de estradiol en el tejido diana. De modo que la acción de la testosterona puede dar lugar a cambios en el estradiol, y en el genoma a través del receptor de estrógeno (ER) beta y alfa, o no genoma a través de mecanismos estrogénicos. Grohe et.al. informó de un elegante experimento que muestra la biosíntesis de estrógenos a partir de testosterona en los miocitos cardíacos y la activación de ER alfa y beta y objetivos de genes aguas abajo.[27]

Los datos biológicos respaldan los importantes efectos fisiológicos de la testosterona en las mujeres. La testosterona actúa directamente a través de los receptores androgénicos en todo el organismo, incluso en zonas como el cerebro, en particular el hipotálamo y la amígdala, y en zonas periféricas como los huesos, las mamas, la piel, el músculo esquelético y los tejidos adiposo, vascular y genital.[28]

9.3. Uso de la testosterona en la terapia hormonal de la menopausia

Aunque las mujeres menopáusicas postoperatorias pueden ser el grupo con más probabilidades de beneficiarse de la terapia con testosterona, las mujeres con menopausia natural tienen igualmente probabilidades de beneficiarse. Las mujeres que experimentan insuficiencia ovárica prematura, especialmente quimioterapia secundaria o radioterapia, también deben ser consideradas para la terapia testosteron.[29]

El examen de los factores físicos, psicológicos, culturales y las relaciones sexuales afectan el bienestar y la función sexual. Por lo tanto, las mujeres que experimentan una disminución del interés sexual con o sin interrupción de la respuesta sexual deben ser evaluados para la salud psicológica, física y social en general. El estrés , la fatiga, los problemas de relación, la depresión y los efectos secundarios comunes del tratamiento contribuyen a reducir el interés sexual. Deben eliminarse las afecciones médicas que pueden causar fatiga y bajo bienestar, como la deficiencia de hierro y el hipotiroidismo. Aunque la presencia de estos factores y afecciones no debe excluir a las mujeres del tratamiento con testosterona, deben tratarse simultáneamente.[29]

Las hormonas sexuales ejercen efectos tanto organizativos como activadores, que son relevantes para la función sexual, y sus acciones están mediadas por vías genómicas no genómicas, así como directas e indirectas. Los datos de las investigaciones sugieren que las hormonas sexuales (estrógenos, andrógenos e incluso progesterona) preparan al cerebro para responder selectivamente a los incentivos sexuales, induciendo un estado neuroquímico favorable a la respuesta sexual. Cuando se produce un desequilibrio entre el sistema dopaminérgico, que aumenta el deseo y la excitación sexual, y el sistema de la norepinefrina, que afecta a la excitación y el orgasmo, las mujeres pueden sentirse incapaces de iniciar el ciclo de respuesta sexual. Además, un sistema serotoninérgico hiperactivo puede disminuir el deseo y retrasar el orgasmo. Las variables situacionales, como el estrés y la fatiga, y/o los compuestos farmacológicos (es decir, los inhibidores selectivos de la recaptación de serotonina [ISRS]) pueden activar tónicamente los mecanismos inhibidores endógenos. Alternativamente, algunas condiciones metabólicas y/u hormonales (por ejemplo, la menopausia) pueden debilitar endógenamente los mecanismos de excitación sexual. El equilibrio neto entre los factores estimuladores e inhibidores genera la capacidad de experimentar deseo sexual. Se ha postulado que otros mediadores desempeñan un papel fundamental en la sexualidad femenina, como la oxitocina, las melanocortinas y los sistemas opioide y endocannabinoide.[30]

Existen múltiples vías por las que los andrógenos se dirigen a las regiones cerebrales (hipotalámica, límbica y cortical) implicadas en la función y el comportamiento sexuales. La T directa o a través de la aromatización a E2 contribuye al inicio de la actividad sexual y al permiso para el comportamiento sexual en múltiples áreas del cerebro.[34] Se ha descrito otra acción no genómica de los metabolitos de la T sobre la receptividad sexual a nivel hipotalámico. Por otra parte, el cerebro es un órgano esteroidogénico en sí mismo y es capaz de producir a partir de precursores y/o *de novo* sus propios neuroesteroides relevantes para las vías sexuales. Hay que tener en cuenta el concepto de intracrinología porque esta producción local parece ser más crítica para el deseo y la función sexual de la mujer que los andrógenos periféricos. De hecho, es posible que los niveles circulantes de hormonas sexuales no reflejen la actividad biológica dentro de los tejidos diana y que otros metabolitos, ya sea dentro de las células o liberados en el plasma, sean aún más importantes para impulsar el interés sexual.[16] Por último, cabe recordar que cada mujer posee su propio umbral de respuesta tisular a las variaciones hormonales en función de diversos factores, desde la predisposición genética y la edad hasta el estilo de vida y las experiencias personales, y puede observarse una amplia gama de respuestas individuales a nivel físico y conductual en condiciones basales y tras manipulaciones hormonales.[30]

Las necesidades de testosterona aprobado formulado para las mujeres es clara. Las mujeres en América están buscando la terapia de testosterona, y el ginecólogo de apoyo con buena receta crema de testosterona y troches de testosterona o productos que proporcionan la dosis correcta para el reemplazo de testosterona masculina.[29]

Ni la testosterona undecanoato oral ni la metiltestosterona pueden administrarse a mujeres, ya que pueden afectar a los niveles de lípidos, y el undecanoato de testosterona puede provocar resistencia a la insulina. Los datos disponibles indican que lo más fisiológico es la testosterona parenteral, especialmente con formulaciones transdérmicas.[29]

Los médicos han administrado testosterona a las mujeres durante décadas. Las mujeres tratadas con testosterona experimentaron mejoría de los síntomas y mejoraron el bienestar sexual común si desean continuar la terapia. Ensayos controlados aleatorios han demostrado la eficacia de la terapia con testosterona en comparación con placebo para varios parámetros de la función sexual. Otros efectos de la terapia de testosterona puede ser beneficioso, como la reducción del riesgo de fracturas y un efecto beneficioso sobre la función cognitiva y la función cardiovascular, requieren más investigación.[29]

Cuando se considere iniciar un tratamiento con testosterona, sólo debe prescribirse la dosis adecuada para la mujer. Las mujeres deben estar plenamente informadas de que, aunque los resultados combinados de los ensayos aleatorizados de testosterona realizados hasta la fecha no han mostrado un aumento del riesgo de cáncer de mama o enfermedades cardiovasculares, aún no se dispone de pruebas sobre la seguridad de la administración de testosterona a largo plazo.[29]

La metiltestosterona, testosterona sintética, combinada con éster de estrógeno está autorizada por la FDA para su uso en mujeres. Este producto se conoce comercialmente como Estraest (Abbot Laboraories) y Estratest HS (Abbott Laboratories), aunque sólo una versión genérica está disponible en este momento. La FDA no permite el uso de testosterona bioidéntica en mujeres.[5,32]

El uso de la testosterona en las mujeres se considera más a menudo en las mujeres posmenopáusicas, mientras que las mujeres tienen síntomas tales como la reducción de la sensación de confort, baja libido, fatiga inexplicable, disminución de la fuerza muscular, y los cambios en la cognición o la memoria, todos sof esto llamado "insuficiencia androgénica femenina". Varios estudios han demostrado que la insuficiencia de testosterona provoca una baja estimulación sexual femenina. Ofrecen un efecto positivo que incluye la mejora de la función sexual, el estado de ánimo, la densidad de vertido y un cuerpo delgado. Aunque los datos son limitados, la adición de testosterona que el estrógeno en mujeres posmenopáusicas resultó en un efecto positivo sobre la excitación sexual. Los datos son inadecuados para reforzar el uso de testosterona para mejorar los síntomas de la menopausia, la sensación de bienestar, la seguridad ósea o la cognición.[32]

Se desconocen los efectos a largo plazo sobre la mama. Todavía no se han realizado estudios epidemiológicos de la testosterona exógena sobre las enfermedades cardiovasculares en las mujeres. No hay relación entre la testosterona exógena y la hipertensión, la reactividad vascular arterial, viscosidad de la sangre, o hipercoagulabilidad se ha informado. Los riesgos potenciales de la testosterona incluyen acné, exceso de vello corporal y facial (4% a 6%), voz grave, aumento de peso, inestabilidad emocional y alteración del perfil lipídico. Además, la metiltestosterona oral puede disminuir el colesterol de lipoproteínas de alta densidad, aumentar el valor del hematocrito, provocar anomalías en las pruebas de función hepática y causar toxicidad 3 de 100.000 personas al año.

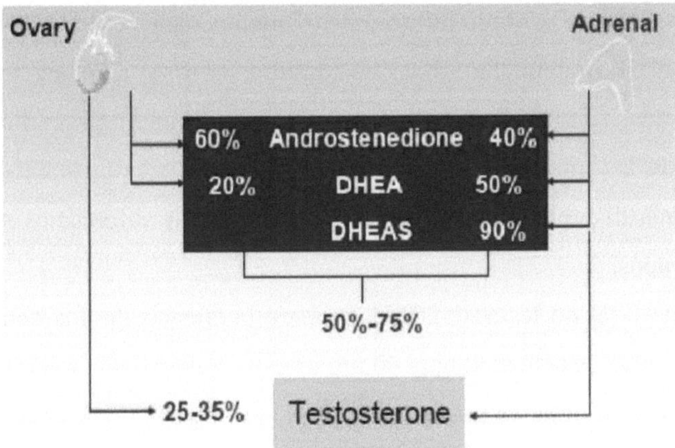

Figura 10 Producción de andrógenos en mujeres premenopáusicas.[33]

La terapia con testosterona en las mujeres requiere una cuidadosa consideración y por individuo. La terapia de testosterona puede ser considerado para las mujeres de estrógeno debido a la falta de datos para el uso de testosterona en mujeres postmenopausia que no reciben una terapia de estrógeno. Decisión uso de la testosterona, la adición de preparación adicional se lleva a cabo a menudo para elegir metiltestosterona, ya que aumentará el riesgo de hepatotoxicidad y lípidos efectos no son agradables.[32]

Una investigación preliminar descubre efectos positivos de los implantes de testosterona sobre la terapia de sustitución de estrógenos en mujeres posmenopáusicas que han perdido la libido. Studd et al mostraron 136 de 300 mujeres (43,5%) llegaron a la clínica quejándose de la pérdida de la libido, uno de los tres principales problemas. Las mujeres son persistentes pérdida de la libido, incluso si se le había dado estrógeno oral (estrógenos equinos conjugados 1,25 mg / día), que se trata con la hormona impan (50 mg de estradiol y 100 mg de testosterona) durante 3 meses. Mejora de la libido se produjo en el 80% de las mujeres, con informes de la respuesta sexual es mejor o igual a la época antes de la menopausia.[2]

Cardozo et al. (Al-Azzawi, et.al 2009) describen los efectos de los implantes hormonales por vía subcutánea en pre y postmenopausia 120 mujeres que acudieron a la clínica de la menopausia. Un total de 67 mujeres posmenopáusicas que recibieron 286 implantes (50 mg de estradiol y testosterona 100 mg cada 4-12 meses) durante 4 años. La cura pérdida de la libido informó de 67 mujeres que perdieron su libido justo antes del inicio del tratamiento. En otro estudio, Dow y colegas, evaluaron los implantes de testosterona (100 mg) con la terapia de implantes de estradiol (50 mg) en comparación con los implantes de estradiol solos en mujeres posmenopáusicas que experimentan una disminución del interés sexual. No hay diferencias significativas entre los dos grupos. [2]

Burger et al. (Sood R, et al, 2011) comparó la eficacia de una combinación de 100 mg de implantes de testosterona y 40 mg de estradiol en comparación con un solo 40 mg de estradiol en mujeres posmenopáusicas (ya sea espontáneamente o debido a la cirugía) que ha disminuido la libido durante el uso de progesterona y estrógeno. A las 6 semanas, se registró una mejora de la libido y el placer sexual en las mujeres tratadas con testosterona, y la mejora duró hasta las 18 semanas.[32,34]

En Indonesia, el tratamiento de la insuficiencia de testosterona en las mujeres menopáusicas se puede ver en este cuadro a continuación, donde se dividen en primer nivel de gestión , y si fracasó, tiene que ser referido a segundo nivel de gestión que se suele realizar por un ginecólogo.

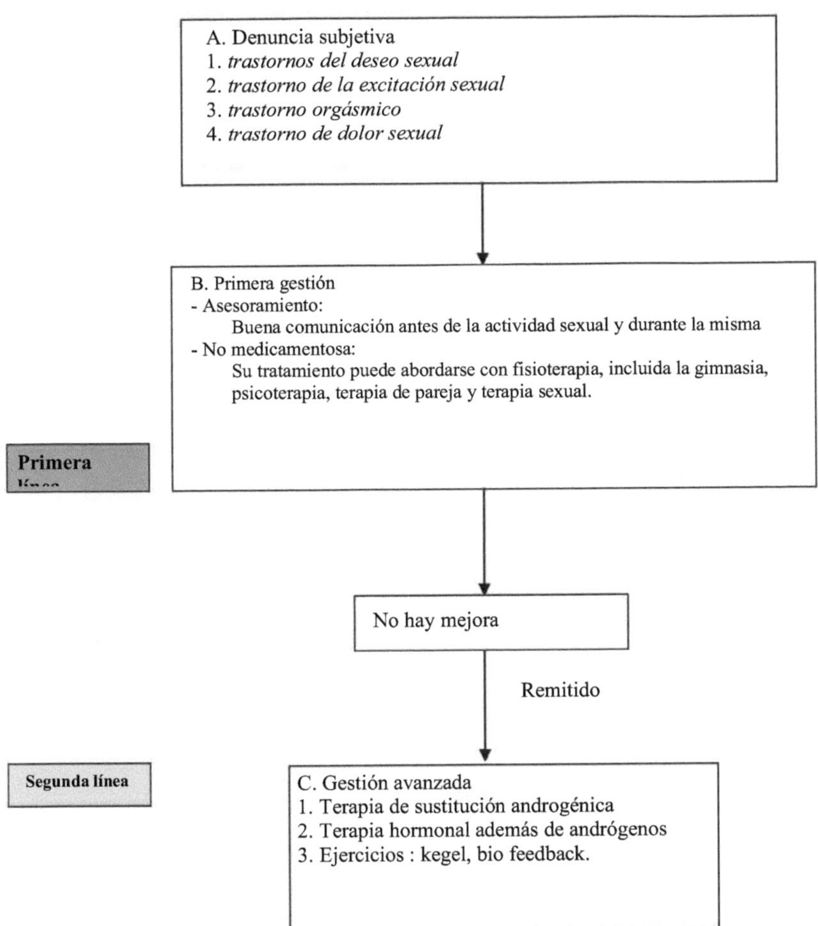

Figura 11 Cuadro de tratamiento de la insuficiencia de testosterona en mujeres menopáusicas en Indonesia[21]

Mientras que Bachmann et al elaboraron un algoritmo para facilitarnos el manejo de la disfunción sexual causada por la insuficiencia de testosterona, como se ve en la siguiente figura[35]

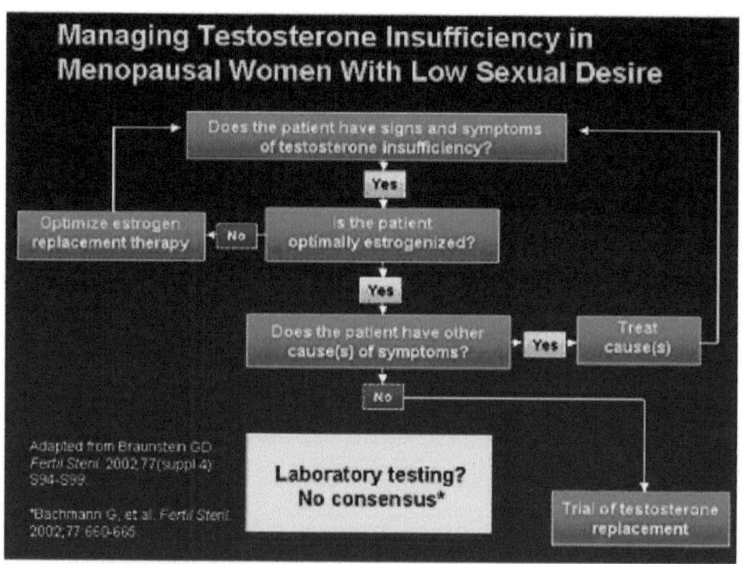

**Figura 12 Control de la insuficiencia de testosterona en
mujeres menopáusicas con bajo deseo sexual[35]**

Los andrógenos desempeñan un papel importante en el deseo sexual, la excitación, el orgasmo y la satisfacción al interactuar con los receptores del hipotálamo, junto con la vía dopaminérgica, serotoninérgica y opiatérgica, y los genitales receptores. La combinación de andrógenos y estrógenos parece aumentar la función sexual de la mujer, prueba obtenida a partir de estudios en pacientes con estrógenos únicamente, cuando se añadió testosterona.[5]

Sherwin et al. (Graziottin A, Serafini A. 2011) mostraron que las mujeres que recibieron la terapia combinada de estrógeno / testosterona experimentaron un mayor aumento de la excitación sexual en comparación con las que recibieron estrógeno solamente. Sarrel et al. indican que el estrógeno solo no es suficiente para resolver con todos los aspectos de la función sexual. Metiltestosterona añadiendo estrógeno para producir una mejora significativa en la sensación, el deseo y la frecuencia de la actividad sexual. Somboonporn et.al. está revisando la literatura disponible sobre este tema y evaluar los ensayos con 1.957 pacientes. Las estimaciones recogidas en el estudio mostraron que la adición de testosterona al tratamiento hormonal (TH) mejora la puntuación de la función sexual de las mujeres menopáusicas. El autor de esta revisión concluyó que existen beneficios de la combinación de andrógenos a estrógenos en cuanto a la función sexual. Sin embargo, el estudio analiza el metaanálisis utilizando diferentes regímenes de testosterona, lo que dificulta la estimación del efecto de la testosterona sobre la función sexual en asociación con el TH.[5]

Un estudio aleatorizado, doble ciego y controlado por Kocoskda no mostró ningún efecto significativo del tratamiento con testosterona o estrógenos durante cuatro semanas sobre la memoria verbal, la fluidez verbal o las capacidades espaciales en mujeres posmenopáusicas naturales sanas. HT, por lo que niveles séricos similares de hormonas sexuales como en este estudio, lo que sugiere importantes efectos clínicos. El estrógeno es el tratamiento más eficaz para el alivio de los síntomas de la menopausia, como sofocos, sudoración y trastornos del sueño. El estrógeno también se utiliza para la prevención de la osteoporosis y el tratamiento de la sequedad vaginal y la dispareunia. Se ha demostrado que la terapia con testosterona mejora el funcionamiento psicosexual y el bienestar de las mujeres posmenopáusicas que sufren trastornos del deseo sexual. Sin embargo, no lograron encontrar pruebas de que las hormonas sexuales afecten al rendimiento cognitivo. En un estudio en mujeres con hipopituitarismo-deficiencia androgénica, no encontraron el efecto de la testosterona en el tratamiento de la función cognitiva.[21]

Varios estudios también han examinado los efectos del tratamiento con testosterona sobre variables psicológicas en mujeres posmenopáusicas operadas o naturales. Varios estudios han evaluado la eficacia del tratamiento con testosterona utilizando parámetros como el estado de ánimo, el bienestar y la vitalidad. En varios estudios se ha observado una mejora de estos parámetros tras el uso de testosterona.[5]

Los resultados de un estudio de ensayo controlado aleatorizado concluyeron que la terapia con testosterona tiene la ventaja adicional para las mujeres posmenopáusicas en comparación con el uso de una terapia hormonal única.

Ventajas de los cambios, incluidos los efectos sobre la función sexual, el estado de ánimo, la densidad ósea y el aumento de la masa corporal. Según los datos clínicos, el riesgo potencial de efectos secundarios de la testosterona, incluyendo acné, crecimiento de vello facial y corporal, voz grave, aumento de peso, cambios emocionales y efectos adversos en el perfil lipídico. Disminución de las lipoproteínas de alta densidad colesterol (HDL), aumento del hematocrito, y las pruebas de función hepática anormales reportados aumentaron a dosis más altas de metiltestosterona oral. La incidencia de hepatitis tóxica en un estudio que incluyó a 572.794 mujeres que estuvieron expuestas a derivados de estrógenos orales más metiltestosterona es de 3 por 100.000 personas al año. Se desconocen los efectos a largo plazo de la testosterona sobre el cáncer de mama y otros tipos de cáncer, las enfermedades cardiovasculares y los accidentes cerebrovasculares. Debido a que los andrógenos se convierten en estrógenos in vivo, los efectos potencialmente adversos de los estrógenos también afectan a la terapia androgénica, como los efectos sobre la mama y el endometrio .[24]

CONCLUSIÓN

Según la OMS, la menopausia es el cese para siempre del ciclo menstrual en las mujeres que antes tenían la regla mensualmente, causado por el aumento del número de folículos que sufren atresia hasta que ya no queda ningún folículo, y durante los últimos 12 meses experimentan amenorrea que no se debe a causas patológicas. En la actualidad, las mujeres indonesias experimentan la menopausia aproximadamente a los 50 años. No obstante, algunas la experimentan a una edad más temprana o más tardía. El momento de la menopausia depende de la herencia, el estado general de salud y el estilo de vida.

El examen de los factores físicos, psicológicos, culturales y las relaciones sexuales afectan el bienestar y la función sexual. Por lo tanto, las mujeres que experimentan una disminución del interés sexual con o sin interrupción de la respuesta sexual deben ser evaluados para la salud psicológica, física y social en general. El estrés , la fatiga, los problemas de pareja, la depresión y los efectos secundarios comunes del tratamiento contribuyen a reducir el interés sexual. Cuando una mujer entra en la menopausia, pueden aparecer repentinamente molestias físicas como rigidez y dolor en todo el cuerpo. Esta rigidez a veces va acompañada de sensación de calor o frío, mareos, dolor de cabeza, fatiga, inquietud, irritabilidad y palpitaciones. Después de la menopausia, las mujeres experimentan el periodo senil. En este momento, alcanzan un nuevo equilibrio hormonal, por lo que desaparecen los trastornos vegetativos y psicológicos.

El uso de testosterona en mujeres se plantea con mayor frecuencia en mujeres posmenopáusicas, mientras que las mujeres presentan síntomas como disminución de la sensación de bienestar, libido baja, fatiga inexplicable, disminución de la fuerza muscular y cambios en la cognición o la memoria, todo esto se denomina "insuficiencia androgénica femenina".

Los resultados de un estudio de ensayo controlado aleatorizado concluyeron que la terapia con testosterona tiene la ventaja adicional para las mujeres posmenopáusicas en comparación con el uso de una terapia hormonal única. Las ventajas de los cambios incluyen efectos sobre la función sexual, el estado de ánimo, la densidad ósea y el aumento de la masa corporal.

AUTOR

Muhammad Fidel Ganis Siregar MD, Ph.D., nació en Medan, Indonesia, el 30 de mayo de 1964. Se licenció en Medicina en 1988, Especialista en Obstetricia y Ginecología en 1997, Máster en Medicina y Doctor en Medicina en 2012 por la Facultad de Medicina de la Universitas Sumatera Utara, Medan (Indonesia). Certificado como Consultor en Inmunoendocrinología Reproductiva y Medicina de la Fertilidad por el Colegio Indonesio de Educación en Inmunoendocrinología Reproductiva y Medicina de la Fertilidad. Es profesor en los programas de posgrado de la Facultad de Medicina, también en los programas de especialistas en obstetricia y ginecología, en los programas de máster en ciencias médicas y en los programas de doctorado en medicina de la Facultad de Medicina, la Facultad de Enfermería y la Escuela de Salud Pública de la Universitas Sumatera Utara, Medan, Indonesia. Como obstetra y ginecólogo, ha realizado numerosas investigaciones en el campo de la salud reproductiva, en particular las relacionadas con la salud de la mujer y la menopausia. Ganó el título de mejor profesor de la Facultad de Medicina y de la Universitas Sumatera Utara en 2013. Además, obtuvo una beca de viaje de la Federación de Menopausia de Asia y el Pacífico en una reunión científica celebrada en Tokio en 2013. En 2014, recibió el Satya Lencana Karya Satya 20 Tahun, por 20 o más años de servicio al gobierno indonesio de manos del Presidente de la República de Indonesia Susilo Bambang Yudhoyono. Actualmente es presidente de la Sociedad Indonesia de Menopausia (PERMI) para la región de Medan, miembro de las áreas de división del servicio comunitario en Fertilidad y Endocrinología Reproductiva Sociedad de Indonesia (HIFERI), miembro de la Sociedad Indonesia de Obstetricia y Ginecología (POGI) y también miembro de la Asociación de Médicos de Indonesia (IDI) hasta ahora.

REFERENCIAS

BlueCross BlueShield of North Carolina..Implantación de pellets hormonales para terapia de reemplazo hormonal en mujeres.2014.availablefromURL: https://www.bcbsnc.com/assets/services/public/pdfs/medicalpolicy/horm implantación de un pellet para terapia de reemplazo hormonal en mujeres .pdf

2.Al-Azzawi,et.al.Therapeuticoptionsforpostmenopausalfemalesexual dysfunction. In: Climaceteric. Sociedad Internacional de Menopausia. 2009.p 1-18

Sociedad Australiana de Menopausia. Menopausia-Terapia hormonal sustitutiva combinada. Australasian Menopause Society Limited.2014.disponible en URL : https://www.menopause.org.au/for-women/information-sheets/23-menopause-combined-hormone-replacement-therapy.

Velarde, Michael C. Mitochondrial And Sex Steroid Hormon Crosstalk During Aging. En: Biomed Central. 2014. Disponible en URL: http://www.ncbi.nlm.nih.gov/pmc/articles/PMC3922316/

Graziottin A, Serafini A. Medical Treatment For Sexual Problems In Women.MulhallJ.P.(Ed.)IncrocciL.GoldsteinI.RosenR.(Ass.Eds), CancerandSexualHealth,HumanaPress,2011,p.627-641.

Yasui T et al. Androgen in Post Menopausal Women. Departamento de Tecnología Reproductiva. Department of Obstetric and Gynaecology. TheUniversityofTokushimaGraduateSchool.TokushimaJapan.The JournalofMedicalInvestigation.Vol592012

Anggraini R, Siregar MFG, Adenin I. Kadar Glutathion Peroksidase (Gpx)SebagaiPenandaDerajatKeparahanKeluhanMenopausePada Paramedis Wanita Menopause Di RSUP. H. Adam Malik Dan RS. Jejaring Medan. Universitas Sumatera Utara. Departemen Obstetri dan Ginekologi Fakultas Kedokteran Universitas Sumatera Utara Medan,

Indonesia, Februari, 2014.

Ramadha D. Karakteristik Wanita Menopause Pada Wanita Perokok Di Kecamatan Tanjung Balai Utara Kota Tanjung Balai. Universitas Sumatera Utara. 2009.

Tambunan E. Gambaran Pengetahuan Dan Sikap Wanita Usia 40-50 Tahun Tentang Menopause Di Wilayah Kerja Puskesmas Sigumpar Kabupaten Toba Samosir Tahun 2010. Universitas Sumatera Utara.2010.

Morawati S. Kadar ß-Cross-Links Telopeptide pada Wanita Postmenopause dengan Osteoporosis atau Osteopeni. Departemen Patologi Klinik.Universitas Sumatera Utara. 2009

Harlow, Sioban D. Executive Summary of The Stages of Reproductive Aging Workshop + 10: addressing the unfinished agenda of staging reproductive aging. En: Menopause: The Journal of The North American Menopause Society. 2012. Vol. 19. No. 4.p 1-9

Fauci AS, Kasper DL, Braunwald E, Hauser SL, Longo DL, Jameson JL, Loscalzo J : Harrison's Principles of Internal Medicine, 17th Edition : McGraw Hills, 2008

Hale, G.E. Hormonal changes and biomarkers in late reproductive age, menopausal transition and menopause in: Best Practice & Research Clinical Obstetrics and Gynaecology Vol. 23. 2009. p.7-23

Camelia V. Sindroma Pasca Menopausia. Fakultas Kedokteran USU. 2010.

Speroff. L, Fritz. M.A. Female Infertility.Clinical Gynecologic Endocrinology & Infertility, Lippincott Williams and Wilkins. 8ª Edición.2011.p.106-156

Universidad de Monash. Menopause. 2010. disponible en URL : http://med.monash.edu.au/sphpm/womenshealth/docs/about-menopause.pdf

Mwampagatwa I, et.al. Morpho-physiological features associated with menopouse: recent knowledge and areas for future work. En: Tanzania Journal of Health Research. Sky Journal of Medicine and Medical Sciences

Vol. 2(8), 2014. pp. 058-066

Bentzen J.G., et.al. Maternal menopause as a predictor of anti- Mullerian hormon Level and antral follicle count in daughters during reproductive age. Oxford University Press en nombre de la Sociedad Europea de Reproducción Humana y Embriología. Vol.0, No.0 pp. 1-9, 2012

Reid, Robert. Manejo de la menopausia. En: Journal Obstetry Gynaecology Cancer Vol.36. 2014. S1-S80

Chelnokova, Anna. Menopausal Symptoms and Complementary Health Practise in: Instituto Nacional de Salud. Centro Nacional de Medicina Complementaria y Alternativa.2013. Disponible en URL: http://nccam.nih.gov/health/menopause/menopausesymptoms

Menopausia en Indonesia. Tatalaksana Gangguan Seksual. Konsensus Pencegahan dan Tatalaksana Menopause dan Osteoporosis. Jakarta. 2011

Speroff, L., Glass, R.H., Kase, N.G., Clinical Gynecologic Endocrinology and Infertility, 7ª ed., Lippincott, Williams & Wilkins, 2004.

Ambrose PJ. Drug use in Sports : Un verdadero campo para los farmacéuticos. J Am Pharm Assoc. 2004;44(4)

Schwatz E, Holtorf K. Terapia hormonal sustitutiva en el paciente geriátrico: Actualidad de la Evidencia y Preguntas para el Futuro. Estrógenos, progesterona, testosterona y hormonas tiroideas. Aumento en la práctica clínica geriátrica: Parte 1. Clin Geriatri Med 27. 2011. p.541-559

Vermeulen A. Disminución de andrógenos con la edad: una visión general. En: Oddens B, Vermeulen A, editores. Androgens and the aging male. New York: The Parthenon Publishing Group; 1996. pp. 3-14.

Somboonporn W, Bell RJ y Davis SR. Testosterone For Peri and Postmenopausal Women (Revisión). En: The Cochrane Library. 2010.

Grohe C, Kahlert S, Lobbert K, Vetter H. Expression of oestrogen receptor alpha and beta in rat heart: role of local oestrogen synthesis. J Endocrinol. 1998 Feb;156(2):R1-7

Davis SR, McCloud P, Strauss BJ, Burger H. La testosterona potencia los efectos del estradiol sobre la densidad ósea y la sexualidad posmenopáusicas. Maturitas 1995;21(3):227-36.

Davis S, Davison S. Perspectivas actuales sobre la terapia con testosterona para las mujeres en: Sociedad Americana de Medicina Reproductiva: Menopausal Vol 20. 2012.p.S1-S4.

Nappi R et al. Menopausia y deseo sexual . The role of testosteron. Menopause International. 2010.11: 16 : 162-168

Widjanarko B. Menopausia. Disponible en URL: Reproduksiumj.blogspot.com/2009_11_01_archive.html.

Sood R, et.al. Counseling Postmenopausal Women about Bioidentical Hormons: Ten Discussion Points for Practicing Physicians. En: Journal Am Board Family Medicine Vol.24. 2011.p.202-210.

Universidad de Monash. Androgen in women. 2010. disponible en URL : http://med.monash.edu.au/sphpm/womenshealth/docs/androgens-in-women.pdf

Files J, Ko M, Pruthi S. Terapia hormonal bioidéntica. Mayo Clin Proc. Jul 2011; 86(7): 673-680.

Bachmann G, Bancroft J, Braunstein G, Burger H, Davis S, Dennerstein L, et al.Female androgen insufficiency: the Princeton consensus statement on definition, classification, and assessment. Fertility and Sterility 2002;77(4):660-5.

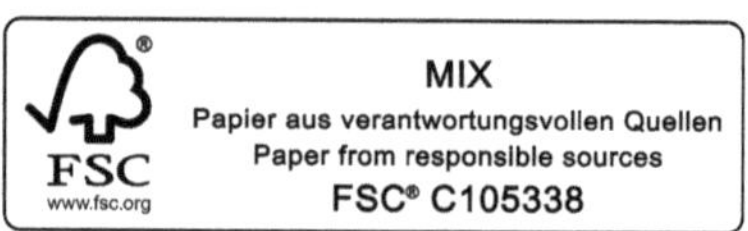

Printed by Books on Demand GmbH, Norderstedt / Germany